Carl-Auer

Insa Sparrer

Einführung in Lösungsfokussierung und Systemische Strukturaufstellungen

Fünfte Auflage, 2022

Reihengestaltung: Uwe Göbel
Umschlaggestaltung: Heinrich Eiermann
Satz: Verlagsservice Hegele, Heiligkreuzsteinach
Printed in Germany
Druck und Bindung: CPI books GmbH, Leck

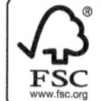 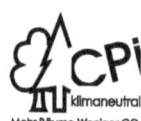

Fünfte Auflage, 2022
ISBN 978-3-89670-541-9
© 2007, 2022 Carl-Auer-Systeme Verlag
und Verlagsbuchhandlung GmbH, Heidelberg
Alle Rechte vorbehalten

Bibliografische Information der Deutschen Nationalbibliothek:
Die Deutsche Nationalbibliothek verzeichnet diese Publikation
in der Deutschen Nationalbibliografie; detaillierte bibliografische
Daten sind im Internet über http://dnb.d-nb.de abrufbar.

Informationen zu unserem gesamten Programm, unseren Autoren
und zum Verlag finden Sie unter: https://www.carl-auer.de/.
Dort können Sie auch unseren Newsletter abonnieren.

Carl-Auer Verlag GmbH
Vangerowstraße 14 • 69115 Heidelberg
Tel. +49 6221 6438-0 • Fax +49 6221 6438-22
info@carl-auer.de

Inhalt

Danksagung

Es ist mir an dieser Stelle ein großes Bedürfnis, meine bleibende Dankbarkeit Steve de Shazer gegenüber auszudrücken. Er hat meinen Weg seit den frühen 1980er Jahren und unser SySt-Institut seit seiner Gründung begleitet, und über ihn bekam ich in vielen langen Gesprächen zahllose Einsichten wundervoll knapp und präzise vermittelt. Er bleibt für uns in unserer Praxis lebendig und gegenwärtig. Dank der hingabevollen Arbeit von Insoo Kim Berg und der inspirierenden Verbindung des lösungsfokussierten Ansatzes mit der ethnomethodologischen Sicht durch Gale Miller haben sich für uns weitere Facetten des lösungsfokussierten Ansatzes erschlossen. Luc Isebaert hat durch die gesundheitsorientierte kognitive Therapie, seine Verbindung der Methode der Schule von Milwaukee mit Elementen aus Hypnotherapie und kognitiven Ansätzen, für uns besonders lebendige und fruchtbare Wege eingeschlagen. Mark McKergow's Form der Präsentation des lösungsfokussierten Ansatzes für Organisationen schien mir in seiner Klarheit vorbildlich.

Steve de Shazer und nun auch Insoo haben uns inzwischen verlassen. Ihr Wirken und ihr Vorbild, ihre Hingabe und ihr Humor, ihre Weisheit und ihre Geduld sind unschätzbare, kostbare Gaben auf diesem Weg für mich geworden.

Auf die weitere Vertiefung des Austausches mit Yvonne Dolan und ihre präzise und mitfühlende Weise der Verbindung der Solution Focused Therapy (SFT) mit der Hypnotherapie blicke ich mit großer Vorfreude. Günther Lueger hat der wissenschaftlichen Untersuchung der Anwendung der lösungsfokussierten Arbeit neue Pfade geöffnet, auf die ich in diesem einführenden Text nicht weiter eingehe, so sehr sie es verdient hätten.

Mein ganz besonderer Dank gilt Matthias Varga von Kibéd für die unterstützende Durchsicht des Manuskripts. Ohne seinen Beitrag wäre die Entwicklung der Systemischen Strukturaufstellungen in ihrer heutigen Form nicht möglich gewesen.

Insa Sparrer, München 2007

1. Leitfaden durch die Kapitel

Die Lösungsfokussierung ist eine besondere Form, die Welt zu betrachten. Wenn man durch diese Brille die Welt betrachtet, ändert sich nicht nur etwas, sondern alles. Die LeserIn sei hier vorgewarnt, dass dieses Buch nicht nur eine weitere Theorie, verbunden mit einer dazugehörigen Praxis, bringt, sondern in eine neue Lebensform einführt, die Veränderungen bei ihr selbst bewirken kann.

Damit diese neue Lebensform nicht nur beschrieben und erläutert wird, gebe ich an verschiedenen Stellen Übungen für die LeserIn, so dass sie durch eigene Erfahrungen mit dieser neuen Lebensform vertrauter wird.

Zunächst wurde der **lösungsfokussierte Ansatz** von Insoo Kim Berg und Steve de Shazer mit ihrem Team zur Einleitung von Veränderungen im therapeutischen Kontext entwickelt. Sie begründeten die Schule von Milwaukee, wo sie eine **neue Form der Konversation** zwischen TherapeutIn und KlientIn schufen, die sie dann später auch auf Organisationen, politische Institutionen und Schulen übertrugen sowie in der Mediation anwendeten.

Der lösungsfokussierte Ansatz ist also allgemeiner als ein rein therapeutischer Ansatz. Er kann prinzipiell stets dann angewendet werden, wenn Personen und Personengruppen eine Veränderung möchten und wissen, in etwa welche Richtung es gehen soll. Es braucht ein Anliegen, ein Motiv dafür, dass man lösungsfokussiert damit arbeiten kann; ein Problem bzw. Leidensdruck ist hingegen nicht erforderlich. Das Vorgehen der Solution Focused Therapy (SFT) zeigt sich nicht bloß im Sprechen, es geht dabei auch um die Möglichkeiten lösungsfokussierten Erlebens und Handelns.

Letzteres betrifft eine Erweiterung der in Milwaukee entwickelten Gesprächsform in die **transverbale Sprache**[1], eine Sprache, die das Verbale und Nonverbale umfasst und über dieses hinausgeht, indem sie

---

1 Im Rahmen der Strukturaufstellungsarbeit von Matthias Varga von Kibéd und der Autorin eingeführt und grammatisch charakterisiert.

auch das erfasst, was zwischen Personen ist, und damit das Individuelle übersteigt. Die transverbale Sprache wird von Gruppen gesprochen, deren Mitglieder im Raum als Modell für ein abgebildetes System angeordnet werden. Die einzelnen angeordneten Personen werden zu RepräsentantInnen für Elemente des abzubildenden Systems. Ihr Körper dient als Wahrnehmungsorgan in Bezug auf Aspekte des abzubildenden Systems. Gemeinsam mit Matthias Varga von Kibéd habe ich hierfür den Begriff der **repräsentierenden Wahrnehmung** eingeführt, „repräsentierend", da die Personen hierbei betont Aspekte des abzubildenden Systems wahrnehmen.

Was Lösungsfokussierung bedeutet bzw. was die Essenz der Lösungsfokussierung ist, erfahren Sie im Kapitel 2. Im folgenden Kapitel 3 werden der lösungsfokussierte Ansatz der Schule von Milwaukee beschrieben und Übungen angegeben, mit denen Sie diesen Ansatz selbst erfahren können. Da ich diesen Ansatz in erster Linie bei Steve de Shazer erlernte und in vielen Gesprächen mit ihm diskutierte, beziehe ich mich in der Darstellung dieses Ansatzes hauptsächlich auf ihn und nur in geringerem Maße auf Insoo Kim Berg und ihr Team. Seine Form unterscheidet sich von vielen anderen Versionen der Lösungsfokussierung in ihrer Kargheit und Reduktion auf das Wesentliche. Gerade dieser Minimalismus macht seine Form für mich so interessant, da klarer zum Ausdruck kommt, was wesentlich ist und was weggelassen werden kann. Es wird berichtet, dass Steve de Shazer, als er einen Raum betrat, in dem eine Tafel stand mit dem Zitat:

„Simplify, simplify, simplify" (H. D. Thoreau),

einen Stift nahm und (strahlend) zwei der drei Wörter durchstrich.

Insoo Kim Berg verwendet einen verbindlicheren und weniger minimalistischen Stil. Steve de Shazer betonte häufig: „Everything I learned I stole from Insoo",[2] und betonte damit, dass er die unterschiedlichen Frageformen der Lösungsfokussierung bei ihr beobachtete. Sein Verdienst war es vor allem, das Wesentliche zu erkennen, zu erforschen

---

2 Ausspruch Steve de Shazers in einem Seminar am SySt-Institut. Die weiteren Zitate von Steve de Shazer im Buch stammen auch aus Seminaren am SySt-Institut oder aus persönlichen Gesprächen mit ihm, sofern nicht anders angegeben.

und in eine stringente Form zu gießen. In der Philosophie Wittgensteins erkannte er eine theoretische Grundlage des lösungsfokussierten Vorgehens.

In Kapitel 4 wird das Syst®-Modell der Lösungsfokussierung erläutert, bei dem die lösungsfokussierte Gesprächsführung in den Bereich der transverbalen Sprache erweitert wird. Hierdurch wird auch verdeutlicht, was Lösungsfokussierung jenseits von verbaler Gesprächsführung heißen kann.

2. Lösungsfokussierung – Was ist das überhaupt?

Steve de Shazer und Insoo Kim Berg entwickelten gemeinsam mit ihrem Team die lösungsfokussierte Therapie, kurz SFT (Solution Focused Therapy) oder SFBT (Solution Focused Brief Therapy), und die lösungsfokussierte Beratung, hier kurz SFC (Solution Focused Consulting) genannt. Ursprünglich hieß die SFT „Solution Oriented Therapy", und sie wurde davor ausdrücklich mit „Brief Family Therapy" bezeichnet, was dem Institut seinen Namen gab *(BFTC: Brief Family Therapy Center)*. Später wurden die Termini „Brief" und „Family" absichtlich verschwiegen und nur die Abkürzung des Institutsnamens beibehalten, da die Betonung weg von „Family", weg von „Therapy" und hin zu einer unüblichen Auffassung von „Brief" als „wenige Sitzungen, über lange Zeit verteilt" führte.

Mit dem Begriff der Lösungsfokussierung setzten sie sich in Gegensatz zu all jenen Verfahren, die davon ausgehen, dass eine Veränderung in Richtung einer gewünschten Lösung stets eine Problemanalyse erfordert.

2.1 Unabhängigkeit von Problem und Lösung

Der lösungsfokussierte Ansatz geht davon aus, dass Problem und Lösung im Prinzip unabhängig voneinander sind. Zu dieser überraschenden Grundannahme der Lösungsfokussierung finden wir im *Tractatus logico-philosophicus (TLP)* von Wittgenstein (2003b)[3]:

> „Die Tatsachen gehören alle nur zur Aufgabe, nicht zur Lösung" (6.4321).

---

3 Die Philosophie Ludwig Wittgensteins kann als Grundlage für die SFT angesehen werden. Die SFT wurde jedoch unabhängig davon entwickelt. Erst viel später entdeckte Steve de Shazer in Wittgenstein einen Denker, der von ähnlichen Voraussetzungen ausging und ähnlich dachte wie er.

Dies bedeutet, wenn wir etwas als Problem erleben, so sind es nicht die Tatsachen, die Fakten bzw. die Bedingungen, die es zu einem Problem für uns machen, sondern wir selber sind es, die aus bestimmten Tatsachen und Situationen ein Problem konstruieren. Daher müssen die Elemente eines Problems auch nicht geändert werden, damit wir zu einer Lösung gelangen, sondern die Art und Weise, wie wir mit ihnen umgehen. Lösungen gehören zu einer anderen Kategorie als Probleme, Lösungen sind, auch wenn sie einfach sind, oft schwer, nicht leicht. So betont Steve de Shazer: „It's hard work to be simple."[4]

Dies zeigt folgendes *Beispiel*:

In einer Lehransprache berichtete der Dalai-Lama, dass viele Westler sich unter Karma etwas anderes vorstellen, als Karma in der tibetischen Tradition heißt. Gutes Karma wird irrtümlich einfach für etwas Angenehmes gehalten. Doch es geht dabei nicht um Annehmlichkeit, sondern um gute Bedingungen für Entwicklung. Als Beispiel nannte er das Schicksal eines guten Freundes, der von den Chinesen acht Jahre in Dunkelhaft gehalten wurde und nach seiner Entlassung als ein erstaunlich vervollkommnetes menschliches Wesen aus dieser schrecklichen Situation hervorkam. Er und sein Freund seien damals im Gespräch darin übereingekommen, dass der Freund vielleicht etwas viel „gutes Karma" gehabt habe – eine Formulierung, die manche westliche LeserIn in ihrem Wunsch nach gutem Karma möglicherweise ein wenig vorsichtiger werden lassen würde.

Dieses Beispiel ist natürlich sehr drastisch, aber es zeigt sehr deutlich, dass, was günstig oder ungünstig ist, nicht allein von den äußeren Bedingungen abhängt, sondern davon, was wir daraus machen. Was für diesen Freund des Dalai-Lama möglich war, ist natürlich nicht einfach übertragbar auf andere Menschen, es zeigt nur, dass es prinzipiell möglich ist, sogar in solch schweren Situationen Lösungen zu entdecken. Das lösungsfokussierte Vorgehen geht davon aus, dass wir die nötigen Ressourcen für Lösungen besitzen. Dies zeugt von einem tiefen Grundvertrauen in die Möglichkeit der Auflösung von Leid, einer aus der langen Praxis der SFT mit schwierigsten KlientInnen erwachsenen Grunderfahrung.

---

4 „Es ist harte Arbeit, einfach zu sein."

Die LeserInnen werden vielleicht erstaunt oder verwirrt, wenn nicht gar verärgert reagieren, daher möchte ich die Unabhängigkeit von Problem und Lösung noch mit einem weiteren *Beispiel* illustrieren:

Steve de Shazer, Insoo Kim Berg und ihr Team am BFTC arbeiteten zunächst vorwiegend nach dem Ansatz der Schule von Paolo Alto. Sie arbeiteten mit Familien und einzelnen KlientInnen und beobachteten, welche Interaktionsmuster im jeweiligen sozialen System vorherrschend waren. Veränderungen führten sie dadurch herbei, dass sie diese Muster unterbrachen, indem sie z. B. vorschlugen, auf die Eifersucht, etwa des Ehemanns, oder die Haushaltsmithilfeverweigerung, etwa der Kinder, auf eine ganz neue, unerwartete und überraschende Weise zu reagieren.

Da es am BFTC meist viele KlientInnen gab, die auf der Warteliste standen, überlegte sich das Team, was es diesen wartenden KlientInnen in die Hand geben könnte, damit sie die Zeit bis zur ersten Sitzung bereits nutzen könnten. Es kam auf die Idee, den KlientInnen vorzuschlagen, sich bis zur ersten Sitzung zu überlegen, was durch die Therapie nicht verändert werden solle bzw. was im Moment noch gut laufe und eher so bleiben solle. In der ersten Sitzung stellte sich dann heraus, dass zwei Drittel der KlientInnen bereits deutliche Fortschritte gemacht hatten bzw. mitteilten, dass es ihnen besser gehe als beim telefonischen Erstkontakt.

Hier hatte also eine Veränderung in die gewünschte Richtung stattgefunden, ohne dass die Mitglieder des BFTC überhaupt zuvor erfahren hatten, um welches Thema es ging. Es ist daher eine Veränderung ohne Analyse des Problems möglich. An diesem Punkt begann das Team von Milwaukee zu erforschen, welche weiteren Möglichkeiten es gibt, ohne Problemanalyse gleich auf eine Lösung hinzuarbeiten.

2.2 Konstruktion von Lösungen und Entdeckung von Wundern

Lösungsfokussiertes Vorgehen heißt, die KlientIn gleich mithilfe von Fragen auf Lösungen auszurichten. Oder, anders ausgedrückt, die Interaktion zwischen KlientIn und BeraterIn (ich verwende hier und im Folgenden den Begriff BeraterIn, damit sind jedoch gleichzeitig auch TherapeutIn, MediatorIn oder SupervisorIn mitgemeint) dient in erster

Linie dem Auffinden bzw. Konstruieren von vergangenen, gegenwärtigen und zukünftigen Lösungen, d. h.:

- von Teilen der Lösungen, die in der Vergangenheit schon zugänglich waren,
- von Aspekten des Problems, die jetzt schon gelöst sind, und
- von Lösungen, die in der Zukunft eintreten werden.

Die *Konstruktion* bezieht sich dabei auf das Gestalten von Lösungen, das *Finden* auf die Grenzen der Beliebigkeit bei der Konstruktion von Lösungen. Der Beliebigkeit der Lösungen werden Grenzen durch die Form der Lösungen gegeben, das heißt durch die Unterscheidung von möglichen Lösungen und „unmöglichen Lösungen".

Steve de Shazer arbeitete mit einem Klienten, der einen Arm verloren hatte. Auf die Wunderfrage[5], also woran er merke, dass ein Wunder geschehen und sein Problem gelöst sei, antwortete dieser: „Mein Arm wäre wieder da." Steve de Shazer nickte, grübelte und schwieg lange Zeit. Daraufhin sagte der Klient: „Ach, Sie meinen eine mögliche Lösung?" Dies bestätigte Steve mit heftigem Nicken.

Die Vergangenheit als Problem bzw. als Lösung zu sehen stellt zwei verschiedene Konstruktionsweisen dar. Für das lösungsfokussierte Vorgehen ist es nicht relevant, ob eine in der Vergangenheit liegende gefundene Lösung konstruiert ist oder sich „tatsächlich" ereignet hat. In beiden Fällen ermutigt die Lösung und gibt Hinweise für die Konstruktion weiterer Lösungen. In diesem Sinne kann sie konstruktiv verwertet werden, und nur darauf kommt es an. Vergangene Lösungen säen also Ideen für künftige Lösungen und ermutigen, solche Lösungen zu suchen. Die Entdeckung von Wahrheit ist letztlich für die Konstruktion von wirksamen möglichen Lösungen nicht entscheidend.

Die Wunderfrage, in vieler Hinsicht das Herzstück des lösungsfokussierten Vorgehens, ist eine Tranceinduktion, die die KlientIn in eine zukünftige Lösung hineinversetzt. Mit dieser Frage wird ermittelt, woran die KlientIn merken würde, dass ihre Probleme verschwunden sind. Indem Reaktionen anderer Personen auf das Wunder erfragt werden, zeigen sich seine Grenzen. In diesem Sinn wird das Wunder „entdeckt". Die Reaktionen der Umwelt auf Veränderungen bei der

5 Zur ausführlichen Form siehe unter 3.1, Schritt 4.

KlientIn setzen Wunderfantasien Grenzen. In dieser Hinsicht geht es um die Entdeckung von Möglichem.

2.3 Lösungsfokussierung als Sprache

Steve de Shazer und Insoo Kim Berg betrachten die lösungsfokussierte Gesprächsführung als eine eigene Form der Sprache. Während die KlientIn anfangs immer wieder in ihre Problemsprache verfällt, kann die BeraterIn lösungsfokussiert zuhören und Lösungselemente aufspüren und hervorheben. Lösungsfokussierte Fragen richten die KlientIn immer wieder auf die Lösung aus. Dadurch fühlt sich die KlientIn wertgeschätzt und bekommt Zugang zu ihren Ressourcen.

Die BeraterIn setzt mit ihrer Lösungsfokussierung einen Unterschied zur Problemsicht der KlientIn. Diese doppelte Beschreibung der Welt aktiviert einen Veränderungsprozess. Der Leidensdruck wird ergänzt durch die Sehnsucht nach der Lösung. Im Gegensatz zum Leidensdruck weist diese Sehnsucht auf das Ziel, auf das Stattdessen bezüglich des Problems hin.

Allein lösungsfokussiert mit einer KlientIn zu sprechen führt bereits zu grundsätzlichen Veränderungen:

- Die KlientIn kann wieder Hoffnung schöpfen, denn es gibt Lösungen.
- Die KlientIn entdeckt, was bereits an Lösungen vorhanden ist.
- Die KlientIn erinnert sich an ihre Ressourcen.
- Die KlientIn erhält viel Wertschätzung von ihrer BeraterIn und schöpft daraus Kraft.
- Die KlientIn bekommt ein klareres Bild davon, wohin es aus ihrer eigenen Sicht gehen soll.
- An die Stelle von Leidensdruck tritt die Sehnsucht nach der Lösung, die mithilfe der Wunderfrage erarbeitet wird.

In einem Team oder in der Arbeit mit Konfliktparteien kann das, was die eine Partei positiv an der anderen sieht, weitergegeben werden. Insoo Kim Berg prägte dafür den Begriff der „positiven Gerüchtebildung".

Die Prinzipien der Lösungsfokussierung stellen die Grundlagen der Grammatik der lösungsfokussierten Sprache dar; die Bedeutungsgebung, die Semantik erfolgen durch die KlientIn. Die Veränderungsimpulse in der KlientIn und die Aufgabenkonstruktion am Ende der ersten Sitzung (siehe 3.2) sind Teil der Pragmatik.

In der Interaktion des lösungsfokussierten Sprechens werden Lösungen konstruiert. Dadurch ändert sich nicht nur *etwas*, sondern es ändert sich die ganze Welt der KlientIn. Bei Wittgenstein (*TLP* 6.43) heißt es:

> „Wenn das gute oder böse Wollen die Welt ändert, so kann es nur die Grenzen der Welt ändern, nicht die Tatsachen; nicht das, was durch die Sprache ausgedrückt werden kann.
>
> Kurz, die Welt muss dann dadurch überhaupt eine andere werden. Sie muss sozusagen als Ganzes abnehmen oder zunehmen.
>
> Die Welt des Glücklichen ist eine andere als die des Unglücklichen."

Mithilfe z. B. der Wunderfrage kann die KlientIn eine neue Welt betreten, die Welt der Lösungen. *Alles* ist hier anders, nicht nur etwas, auch wenn die Tatsachen sich nicht geändert haben. Sie können in der Lösung auf andere Weise in Beziehung treten. Dadurch löst sich das Problem auf. Dieser Wechsel vom Problem zur Lösung ist wie eine Art Umkehr: Der Blick löst sich von der Vergangenheit und richtet sich auf Möglichkeiten der Zukunft, der Blick löst sich vom Problem und fällt auf die Lösung. Bereits bevor die KlientIn die Wunderfrage beantwortet, beginnt die Veränderung in ihr, und die KlientIn tritt in diese Lösungswelt ein.

Lösungsfokussiertes Sprechen lässt die KlientIn in die Welt der Lösungen eintauchen. Zur Wiedererinnerung können Ihr Experimente vorgeschlagen werden (siehe ausführlich 3.2), die sie im Alltag durchführen kann und die die Lösung wieder präsent werden lassen. So ein Experiment kann z. B. lauten:

„Suchen Sie sich einen Tag aus und verhalten Sie sich so, als ob das Wunder eingetreten ist" (zu Indikativ/Konjunktiv siehe 2.4, Nr. 6).

Durch diese So-tun-als-ob-Handlung wird aus der Möglichkeit des Wunders Realität. In der So-tun-als-ob-Handlung sind eigenes Nichtkönnen und das vorgestellte Verhalten aus dem Wunder noch gleichzeitig vorhanden, bis das attraktivere Verhalten überwiegt und das unattraktive verschwindet. Laut Wittgenstein (*TLP* 6.521) zeigt sich die

Lösung im Verschwinden des Problems: „Die Lösung des Problems des Lebens merkt man am Verschwinden dieses Problems."

2.4 Der Begriff der Lösung

Lösung darf hier nicht inhaltlich verstanden werden, z. B. als Zustände von „glücklich", „erfolgreich" oder „gesund". Die Lösung ist ein neuer Kontext, kein inhaltliches Programm. Lösung ist hier eher die *Auflösung* von Problemen und der Beginn von etwas Neuem. Kennzeichen einer Lösung sind:

1. *Blockaden lösen sich auf, und etwas kommt wieder ins Fließen:*
Dies zeigt sich z. B. in körperlichen Reaktionen. Wenn eine KlientIn in ihre Lösung eintaucht, beginnt sie fast immer, durchzuatmen und sich aufzurichten. Sie beginnt wieder wahrzunehmen, und es können Impulse für Handlungen entstehen.

Die Lösung kann von starken Emotionen begleitet sein. Hierbei dürfen wir uns nicht von den Inhalten täuschen lassen. So können z. B. eine starke Trauer oder Erschöpfung der Beginn einer Lösung sein, wenn kein Abschied von einer geliebten Person genommen werden konnte oder jemand lange Zeit durchhalten musste, um überleben zu können.

2. *Die Lösung ist nicht die Verneinung des Problems, sondern der Beginn von etwas Neuem:*
Die Negation eines Problems ist nicht eindeutig. Wenn z. B. jemand möchte, dass seine Schmerzen verschwinden, kann dies für eine Person bedeuten, dass sie sich wieder mehr bewegen, für eine andere, dass sie wieder mehr Kontakte aufnehmen möchte, und für eine dritte, dass sie wieder Ruhe genießen kann und sich nicht ständig ablenken muss. Daher ist es für eine Lösung wichtig, zu wissen, was anstelle des Problems da sein soll. Dieses Stattdessen ist häufig in der Problemphase durch den fixierten Blick auf das Problem ausgeschlossen worden. In der Lösung wird das Ausgeschlossene wieder integriert.

3. *Die Blickrichtung wendet sich vom Problem ab und wechselt in die Richtung einer Lösung:*
Die Lösung stellt die Erfahrung einer Umkehr dar und ist damit etwas Prinzipielles – nicht etwa jedes Mal etwas anderes. Daher gibt es

in gewissem Sinn nur *eine* Lösung. So wird die Wunderfrage im Allgemeinen nur einmal gestellt, denn es gibt nur *ein* Wunder. An dieses kann in den Folgestunden wieder erinnert werden. Es geht sozusagen um das Prinzip der Umkehr – der spezielle Fall ist nur ein Anlass, mit diesem Prinzip bekanntzuwerden.

Lösungen sind einander ähnlicher als Probleme, da es um das Verändern der ganzen Welt geht. Im Problemzustand hängen wir am Einzelnen fest und sind in der Vielfalt gefangen; im Lösungszustand staunen wir über die Fülle.

4. *Die KlientIn verlässt ihren „Problemraum" und betritt ihren „Lösungsraum":*

Damit wechselt die KlientIn auch ihren Kontext. Die Welt wird für sie überhaupt „eine andere", wie es Wittgenstein im *Tractatus* nennt (*TLP* 6.43). Dank der Metapher „Wunder" kommt sie in Kontakt mit der unendlichen Ressource[6] Staunen und Dankbarkeit. Die Welt so zu sehen verändert alles. Der neue Blick erlaubt, ehemals Problematisches jetzt neu zu erleben, z. B. als Signal, als Hinweis auf eine vergessene Botschaft oder als Erlaubnis für mehr Ruhe.

5. *Die Gesamtsituation wird eine andere, indem sich die Gesamtsituation ändert oder einzelne Elemente ihre Bedeutung verändern:*

Die Gesamtsituation verändert sich z. B. mithilfe der Wunderfrage. Elemente, Personen oder materielle Gegebenheiten treten auch in der Antwort auf die Wunderfrage auf – und falls nicht, wird gefragt, wie die KlientIn nach dem Wunder auf andere Weise mit den Gegebenheiten umgehen werde. Durch diesen neuen Umgang mit den Gegebenheiten, also die neue Art, mit ihnen in Beziehung zu treten, verändert sich für die KlientIn das Gesamtsystem. Sie nimmt ihre Welt als eine andere wahr. Dabei können einzelne Gegebenheiten für die KlientIn ihre Bedeutung verändern. So kann z. B. ein Symptom zu einem hilfreichen Signal werden oder ein Konflikt sich in eine Lernsituation verwandeln. Auf diese Weise wird zuvor Problematisches in der Lösung integriert. Das Wunder setzt einen neuen Kontext, der neue Möglichkeiten eröff-

---

6 Unendlich sind diese Ressourcen darum, weil sie durch Nutzung nicht abnehmen – eher schon, paradox, wachsen.

net. Aufgrund dieses neuen Kontexts wird die Gesamtsituation umgedeutet (Reframing).

6. *Die Wahlmöglichkeiten für die KlientIn erhöhen sich:*
In der Lösung wird ein Möglichkeitsraum von noch nicht aktualisierten Möglichkeiten eröffnet. Dadurch erhöhen sich die Wahlmöglichkeiten der KlientIn. So ist z. B. die Wunderfrage eine hypothetische Frage, die im Konjunktiv beginnt („Angenommen, in dieser Nacht *würde* ein Wunder passieren ...") und meist im Indikativ („Woran bemerken Sie, dass das Wunder geschehen *ist*?") endet. Dadurch wird ein Möglichkeitsraum eröffnet, der als real erlebt wird. Erst durch die Erfahrung der Möglichkeiten (die KlientIn kann die Veränderungen nur berichten, wenn sie sie im Moment der Wunderfrage erlebt) werden diese für die KlientIn zu tatsächlichen Möglichkeiten, die sie später im Alltag ergreifen kann.

7. *Die Veränderung kann sich plötzlich oder allmählich vollziehen:*
Für Veränderungen ist es wichtig, dass sowohl plötzliche wie auch allmähliche Veränderungsprozesse stattfinden. Die Brügger Schule von Luc Isebaert entwickelte hierfür das Konzept der Transkontinuität, der rekursiven Verschränkung von plötzlichem mit allmählichem Wandel. Plötzlicher Wandel ermöglicht Hoffnung, allmählicher Wandel ermöglicht Handlungen. Beim lösungsfokussierten Vorgehen finden wir die plötzliche Veränderung besonders in der Wunderfrage und die allmähliche Veränderung besonders in den Vorschlägen für Experimente und in der Arbeit mit Skalen (ausführlich in 3.2).

8. *Die Veränderung vollzieht sich in der Person und nicht in der Welt:*
Die Lösung zeigt sich in einem neuen Erleben der Welt, anderem Denken und neuen Handlungen. Die Tatsachen treten in der Lösung auf andere Weise in Beziehung. Wenn z. B. eine KlientIn nach der Wunderfrage nur Veränderungen anderer oder Veränderungen der äußeren Umstände nennt, kann die BeraterIn die KlientIn weiterfragen, was noch anders ist, so lange bis sie Dinge erwähnt, die unabhängig von einer Veränderung der Tatsachen sind.

9. *Die Lösung erfordert ein Hintersichlassen bisheriger Konzepte:*
Die Wunderfrage lädt durch den Begriff „Wunder" dazu ein, dass Grenzen im Denken überschritten werden, da ja bei einem Wunder al-

les möglich ist. Dadurch wird die Erlaubnis erteilt, dass die KlientIn ihre Konzepte hinter sich lässt. Dies erfordert auch von der LeiterIn, dass sie Ihre Konzepte hinter sich lässt. Nur so kann sie der KlientIn ähnlicher werden und sie „pacen"[7]. Hierdurch kann sie aus der Perspektive der KlientIn wahrnehmen. Dieser Schritt geschieht bei den Systemischen Strukturaufstellungen u. a. mithilfe der repräsentierenden Wahrnehmung, durch die die RepräsentantInnen in fremde Perspektiven „eintauchen" (siehe 4.1). In Bezug auf die Inhalte betritt die LeiterIn die Welt der KlientIn bzw. des zu verändernden Systems – die KlientInnen müssen sich nicht etwa bei den Inhalten der Welt der LeiterIn anpassen.

10. *Die Lösung ist eine allparteiliche Integration*:
Die Lösung, z. B. in Form des Wunders, umfasst die Ressourcen und relevanten Elemente der Vergangenheit, ergänzt fehlende Aspekte und Ausgeschlossenes und *vereint* mögliche Ausgestaltungen dessen, was eigentlich gewünscht wird. Durch eine allparteiliche Haltung kann das, worauf das Problem hinwies, seine Essenz, seine Botschaft, in transformierter Weise in die Lösung integriert werden.

2.5 Abgrenzung zu anderen Verfahren

Hier möchte ich mich nun auf ganz andere Weise dem Begriff der Lösungsfokussierung annähern, indem ich ihn gegenüber anderen Verfahren abgrenze.

Im Gegensatz zu problemorientierten Verfahren liefert die SFT

- kein Erklärungsmodell für Probleme und
- keine Einsicht in Probleme in Form von „warum etwas stattfand",

sondern verzichtet auf Problemanalyse und analysiert stattdessen vorhandene und konstruierte Lösungen, so dass **Einsicht in Lösungen** gewonnen wird.

---

7 Begriff aus der Hypnotherapie Milton Ericksons. Hier wird unterschieden zwischen Pacing und Leading, wobei Ersteres bedeutet, auf die gleiche Ebene wie die KlientIn zu gehen, um mit ihr Schritt halten zu können.

Der schnelle Umschwung von Problem zu Lösung, z. B. mithilfe der Wunderfrage, kann nicht als Lernprozess gesehen werden, dafür ist er zu plötzlich. Lernkonzepte gehen von einem Wachstum von kognitivem, motorischem und/oder emotionalem Wissen aus, das verarbeitet und integriert wird, damit es angewendet und danach gehandelt werden kann. Wir haben es im lösungsfokussierten Vorgehen daher eher mit einer Form des **Wiedererinnerns** zu tun, z. B. an vergessene Ressourcen und vergangene Ausnahmen von Problemen. Eine solche Form des Wiedererinnerns geht oft in ihren Wirkungen über die Möglichkeiten üblicher Formen des Lernens sogar hinaus, wenn es sich um Verhaltensänderungen handelt. Es werden von der BeraterIn keine Informationen gegeben, sondern die Fähigkeiten und das Wissen der KlientIn mithilfe von Fragen aktiviert.

In diesem Sinn kann die SFT auch nicht als Beratung aufgefasst werden, denn sie gibt keinen Rat, sondern stellt eher eine **Hilfe zur Selbsthilfe** dar. Dieser Aspekt wird sehr stark betont, indem Wert darauf gelegt wird, dass die „Beratung" nur wenige Sitzungen umfasst, die allerdings große Abstände haben, in denen die KlientIn die neu gewonnenen Einsichten in ihren Alltag transferiert.

Das Expertentum der LeiterIn bezieht sich rein auf die Methodik des Vorgehens. So werden in der lösungsfokussierten Gesprächsführung nur Fragen gestellt und wertschätzende Beobachtungen[8] sowie Vorschläge für Experimente erteilt, deren Wirksamkeit die KlientIn jeweils selbst überprüft. Damit greift die LeiterIn nicht inhaltlich in den Prozess ein. Die Leitung geschieht aus der Perspektive *Leading from one step behind the client*. Letztlich erinnert die LeiterIn die KlientIn an deren eigene Ressourcen und bringt deren Wissen ans Licht.

Veränderung braucht Zeit, aber nicht viele Sitzungen. So stellt die SFT auch keinen Ersatz für zwischenmenschliche Kontakte dar. Die SFT-BeraterIn begleitet Menschen nicht über längere Zeit, wie dies die

---

8 *Compliments* wird in der Literatur immer mit *Komplimente* übersetzt. Da dieser Begriff im Deutschen meistens mit Schmeichelei und Lob assoziiert wird, was eher dem Begriff *flattery* entspräche, führten wir für *compliments* im Sinne der lösungsfokussierten Arbeit im Deutschen den Begriff *wertschätzende Beobachtungen* ein, was aus unserer Sicht die Intentionen dieses Begriffs adäquater wiedergibt.

Arbeit mit chronisch Kranken oft erfordert. Solche Funktionen werden in der SFT an andere Stellen delegiert.

Die SFT ist eher ein Metaansatz, der auf unterschiedlichen anthropologischen Ansätzen aufbaut. Dies gerade zeigt seine hohe Flexibilität. Die Verantwortung für das Ziel und das Handeln bleiben bei der KlientIn. Die SFT fördert damit nicht einen Entwicklungsprozess, so wie es Ziel der humanistischen Psychologie war, sondern **vertraut auf die Fähigkeiten der KlientIn.** Es wird davon ausgegangen, dass die KlientIn die Ressourcen, die sie braucht, bereits hat.

So ist die SFT auch kein Training und keine Vermittlung von Fertigkeiten, obschon sie als Rahmenmodell für Schulen schwierige Lernprozesse fördern kann. So wurden in der Schweiz und in Nordeuropa Schulen nach lösungsfokussierten Modellen gegründet, die mit lösungsfokussierten Methoden die Interaktion zwischen LehrerInnen und SchülerInnen gestalten. Mit den SchülerInnen werden z. B. individuelle Zielfestlegungen erarbeitet, die LehrerInnen betonen Erfolge, statt Fehler zu kritisieren, und beobachten, welche Fähigkeiten die SchülerInnen haben, und geben dies in Form wertschätzender Beobachtungen weiter. So erzählte z. B. Insoo Kim Berg, dass sie eine Schulklasse supervidierte, in der ein Schüler durch motorische Überaktivität den Unterricht störte und bislang nichts dazu verhalf, dass er sich besser konzentrieren konnte. Sie entdeckte, dass er gut zeichnete, und zeigte ihm gegenüber ihr Erstaunen und ihre Freude darüber. Darauf reagierte auch der Schüler mit Überraschung und Freude, wurde ruhiger und nahm mehr Anteil am Unterricht.

Beim lösungsfokussierten Vorgehen werden zwar keine Lehrinhalte vermittelt, die KlientIn kann jedoch einiges **implizit lernen:**

- welche Fragen schneller zu Lösungen führen
- wie jemand sich selbst immer wieder an das Wunder erinnern kann
- Fortschritte im Alltag zu beobachten
- wie Skalenfragen, z. B. „Woran merke ich, dass ich einen Wert höher auf der Skala bin?", im Alltag angewendet werden können
- weniger zu beurteilen
- Auswirkungen eigenen Handelns zu berücksichtigen
- Ideen für Handlungen und Aufgaben zu entwickeln

- dass es immer Lösungen gibt
- worin eine Lösung besteht
- dass sie mehr Ressourcen hat, als sie dachte
- dass sie geachtet und wertgeschätzt wird
- dass es Hoffnung gibt
- dankbar zu sein für das, was schon gut läuft.

Die SFT leitet einen Veränderungsprozess in Richtung einer Lösung ein, die von der KlientIn im Dialog mit der BeraterIn konstruiert wird.

3. Das SFT-Modell der Schule von Milwaukee

Im von Insoo Kim Berg und Steve de Shazer gegründeten Institut, dem *Brief Family Therapy Center (BFTC)*, entwickelten beide gemeinsam mit ihrem Team die lösungsfokussierte Kurztherapie bzw. Kurzberatung. Da das lösungsfokussierte Vorgehen im eigentlichen Sinn weder Therapie (die SFT enthält kein Krankheitsmodell) noch Beratung (es wird kein Rat gegeben) ist, meinte de Shazer einmal lapidar: „Let's just call it ‚it'!"[9]

Ein solches lösungsfokussiertes „it" besteht durchschnittlich aus 4,6 Sitzungen. Die erste Sitzung umfasst ein lösungsfokussiertes Erstinterview mit Pause und anschließender Abschlussintervention, eingeleitet mit wertschätzenden Beobachtungen und gegebenenfalls mit einem Experiment. Die Folgesitzungen beschäftigen sich mit den Fragen:

- Was hat sich verbessert? Wie haben Sie das geschafft? Woran merken Sie, dass Sie einen Schritt weiter sind?
- Hat sich ausreichend viel verbessert?
- Woran merken Sie, dass wir die Beratung (Therapie/Mediation/ Supervision) beenden können?

Die LeiterIn des lösungsfokussierten Gesprächs nenne ich im folgenden einfachheitshalber „BeraterIn", auch wenn das „it" keine Beratung ist. „BeraterIn" soll hier auch „TherapeutIn", „MediatorIn" und „SupervisorIn" mit einschließen.

Am BFTC wurden, so die KlientInnen dies erlaubten, die Sitzungen auf Video aufgenommen. Hinter einem Einwegspiegel saß ein Team, das in den Therapieraum hineintelefonieren und die Sitzung für ein Gespräch mit dem Therapeuten unterbrechen konnte. Die KlientInnen wurden über dieses Setting informiert. In der Pause zwischen Erstinterview und Abschlussintervention beriet sich der Therapeut mit dem Team über die Abschlussintervention. Insoo Kim Berg und Steve de Shazer legen auch bei der Arbeit ohne Team stets eine Pause zwischen

9 „Nennen wir's doch einfach ‚es'!"

Interview und Abschlussintervention. Die Pause dient auch dazu, sich die Abschlussintervention in einem neuen Kontext (ohne Klientensystem) zu überlegen.

Das SFT-Modell ist in sich geschlossen, zeichnet sich durch Minimalismus und Kargheit aus und verzichtet auf „Ornamente". Steve de Shazer kennzeichnete den Ansatz mit: „We search for simple solutions. Simple, not easy."[10]

Hiermit drückt er sehr schön aus, dass es um die Reduktion auf das Wesentliche geht, nicht um banale Vereinfachung.

3.1 Ablauf des lösungsfokussierten Erstinterviews

Die Gesprächssituation wird häufig damit eröffnet, dass die KlientInnen in einen **ressourcenvollen Zustand** gebracht werden und auf diese Weise gegenwärtige Lösungen entdecken.

Schritt 1: Installieren eines Ressourcenzustands
Dies kann z. B. geschehen, indem die KlientInnen befragt werden,

- was im Moment gut läuft, was nicht geändert werden soll,
- was sie gut können,
- was andere an ihnen schätzen,
- was ihnen Spaß macht oder worüber sie sich freuen.

Diese Fragen helfen

- die Aufmerksamkeit der KlientInnen auf ihre Ressourcen zu richten,
- zu entdecken, dass es auch etwas gibt, das gut läuft,
- Lösungen in der Gegenwart ins Bewusstsein zu rücken,
- an eigene Fähigkeiten zu glauben und Hoffnung zu schöpfen.

Auf diese Weise wird das Klientensystem gestärkt, und KlientInnen gelangen in einen ressourcenvolleren Zustand, in dem sich Probleme leichter auflösen lassen. Von den KlientInnen am BFTC, die vor der ersten Sitzung die Aufgabe erhielten, sich zu überlegen:

---

10 „Wir suchen nach Lösungen, die einfach sind. Einfach, nicht leicht."

- „Was läuft für Sie im Moment gut? Was soll nicht verändert werden?",

berichteten zwei Drittel in der ersten Sitzung, dass sich ihre Probleme inzwischen gemindert hätten. Dies zeigt, dass zu Verbesserungen beigetragen werden kann, ohne dass das Problem erwähnt worden ist. Diese Unabhängigkeit von Problem und Lösung veranlasste das BFTC-Team, verstärkt in Richtung Lösung zu arbeiten. Wie stärkend es sein kann, einen Problemzustand, auch wenn dies nur kurzfristig ist, zu verlassen, können Sie mit der ersten Übung selbst erfahren.

Übung 1:
Denken Sie zunächst an ein Problem oder etwas, das Sie zur Zeit gerne ändern möchten. Notieren Sie sich einige Gedanken dazu. Auf das Problem können Sie einige Zeit später wieder zurückkommen. Stellen Sie sich nun zunächst die Frage, was für Sie in letzter Zeit gut lief. Womit Sie zufrieden und einverstanden sind. Stellen Sie sich diese gut laufenden Situationen genau vor, was Sie gemacht, gedacht und erlebt haben. In welcher Weise verändert sich Ihr Befinden, wenn Sie sich dies vorstellen?

Schritt 2: Klärung, wer die Konstrukteure des Problems sind und um welchen Auftrag es sich handelt (Kontextklärung)
Der zweite Schritt des Verfahrens besteht darin, zu klären, was das Anliegen ist, von wem das Problem konstruiert wird und wer von den Beteiligten daran etwas ändern möchte. Da das Problem im lösungsfokussierten Vorgehen nicht als eine gegebene Tatsache aufgefasst wird, sondern als eine Interaktion zwischen Personen und unterschiedlichen Kontextfaktoren,[11] z. B. Umgebung, Situationen, Ereignissen und Personen, muss zunächst geklärt werden,

- wer etwas ändern möchte,
- wer auf diese Änderungen reagieren könnte und
- welche weiteren Kontextfaktoren relevant sein könnten.

11 So ist z. B. das Ereignis „Erkrankung" nicht absolut ein Problem, sondern kann, wenn die Erkrankte damit gut umgeht, vielleicht auch als „Zeit des In-sich-Gehens", der Muße oder der Regeneration utilisiert werden.

Die KlientInnen sind für uns diejenigen, die etwas ändern möchten. Dies bedeutet auch, dass die Familien-, Team- oder Organisationsmitglieder sowie Konfliktparteien, die an einer Veränderung nicht interessiert sind, zwar eingeladen werden, es wird aber kein Druck ausgeübt, dass sie zur Sitzung kommen. Dies stellt einen Unterschied zum üblichen Vorgehen der Mailänder Schule der Familientherapie dar, die darauf bedacht war, dass möglichst *alle* Familienmitglieder zur Therapie kommen. Beim lösungsfokussierten Vorgehen wird also nur mit denen gearbeitet, die etwas verändern möchten. Die Motivation und die freie Wahl, dabei zu sein, sind hier Auswahlkriterien. (Wie delegierte KlientInnen in freiwillige verwandelt werden, siehe an späterer Stelle unter Schritt 3.)

> KlientInnen sind diejenigen, die etwas verändern möchten.
> Es ist wichtig, dass sie freiwillig kommen.

Die Auftragsklärung kann mit folgenden Fragen eingeleitet werden:

- Was hat Sie hierher gebracht?
- Was ist Ihr Anliegen?
- Um welches Thema soll es heute gehen?
- Woran merken Sie, dass diese Sitzung für Sie nützlich gewesen ist?

Handelt es sich um mehrere KlientInnen, so ist wichtig, dass alle KlientInnen diese Fragen beantworten. Für das lösungsfokussierte Vorgehen ist nicht notwendig, dass jede Beteiligte das gleiche Anliegen hat. Die Anliegen dürfen sich auch widersprechen. Wichtig ist, dass die BeraterIn für niemanden Partei ergreift und alle Perspektiven gleichermaßen berücksichtigt.

> Lösungsfokussiertes Vorgehen erfordert eine allparteiliche Haltung
> der BeraterIn.

Hat eine KlientIn ein starkes Bedürfnis, ihr Problem ausführlich zu schildern, so hört die BeraterIn lösungsfokussiert zu. Dies bedeutet, sie greift aus dem Erzählfluss der KlientIn die Personen, Verhaltensweisen, Ereignisse und Situationen auf, die Ressourcen für sie darstellen bzw. darstellen könnten. Auf diese Weise werden vorhandene Lösungen sichtbar gemacht, und die Problemerzählung wird lösungsfokussiert umgedeutet. Die von der BeraterIn aufgegriffenen Lösungselemente werden ausgebaut und die relevanten Unterschiede herausgearbeitet. Dabei können Fragen und Reaktionen helfen wie:

- Wie haben Sie das geschafft?
- Was ist in der Situation X anders als jetzt? Wie können Sie das in der Situation Y nutzen?
- Oh, das ist erstaunlich, da haben Sie eine wertvolle ... [Name der Ressource, z. B. MitarbeiterIn, Fähigkeit]!
- Sie sind in einer sehr schwierigen Situation, wie haben Sie es geschafft, nicht aufzugeben?
- Das ist auch eine sehr kostbare Erfahrung, die Sie da gemacht haben! Sie wissen jetzt, wie Sie, selbst in einer so schwierigen Situation, ...
- Wie haben Sie geschafft, das zu überleben?
- Wie ist es Ihnen gelungen, damit umgehen zu können?
- Wie haben Sie geschafft, dass es nicht noch schlimmer wurde?

> Das lösungsfokussierte Zuhören ermöglicht es, auch Problemberichte lösungsfokussiert zu nutzen: „Lösungsfokussiert heißt nicht problemphobisch" (Steve de Shazer).

Hat eine KlientIn mehrere Anliegen, so sollte mit dem einfachsten begonnen werden. Dieses Vorgehen beruht auf der Annahme, dass die Lösung *eines* Anliegens positiven Einfluss auf die Lösung der anderen Anliegen hat. Eine erste positive Veränderung kann eine Kettenreaktion auslösen, die das Ganze verändert.

> Hat eine KlientIn mehrere Anliegen, so beginne mit dem einfachsten Anliegen.

Ist es für eine KlientIn schwierig, ihr Anliegen in Worte zu fassen, bzw. ist sie verwirrt bezüglich dessen, was ihr Anliegen ist, so können folgende Fragen weiterhelfen:

- Woran merken Sie, dass, was immer Ihr Problem ist, sich gelöst hat?
- Wenn Sie nach dieser Sitzung wieder nach Hause gehen und tun, was sie noch vorhatten, heute zu tun ... und abends sich hinlegen

und einschlafen ... und angenommen, ... in dieser Nacht passiert ein Wunder ... das, was Sie hierher geführt hat, ist gelöst ... und wenn das so schnell geschieht, wäre das ja wirklich ein Wunder ... Morgen früh wachen Sie auf ... keiner sagt Ihnen, dass das Wunder geschehen ist, ... woran könnten Sie bemerken, dass es geschehen ist? ... Was wäre anders? ... Und was noch? ... Und was noch? ...

Die erste Frage ist wichtig für die Klärung des Ziels (siehe ausführlicher Schritt 3). Die letzte Frage wird auch die Wunderfrage genannt. Ausführlich wird sie in Schritt 4 beschrieben.

> Bei unklaren Anliegen kann zu Fragen nach dem Ziel bzw. nach künftigen Lösungen übergegangen werden.

Zu den Kontextfaktoren gehören die an der Problemkonstruktion Beteiligten und dazugehörige Umweltbedingungen, wie z. B. Räume, Umgebung und Marktsituation sowie auch bei therapeutischen Anliegen Körper, Verwandtschaft und soziales System oder die Konfliktparteien bei einer Mediation. Zwischen KlientInnen und Kontextfaktoren wird durch ihre Art der Interaktion das Problem konstruiert. Folgende Fragen können helfen zu eruieren, wer zum Klientensystem und zum überweisenden bzw. beauftragenden System gehört:

- Gab es jemanden, der Ihnen empfohlen hat, zu mir (uns) zu kommen?
- Hat Sie jemand an mich überwiesen?
- Über wen haben Sie von mir gehört? Was wurde Ihnen mitgeteilt?
- Wer trägt die Kosten für die Sitzungen?
- Gibt es außer Ihnen jemanden, der eine Veränderung bezüglich des Problems möchte?
- Wer gehört zu Ihrer Familie?
- Wer gehört zu Ihrer Firma? Welche Hierarchieebenen lassen sich unterscheiden?
- Wie viele und welche Konfliktparteien gibt es in Ihrem Streitfall?

Solche Fragen klären, wer zum Überweisungskontext gehört. Im therapeutischen Kontext können dies z. B. Familie, Arzt, Beratungsinstitute, Kliniken oder Gerichte sein, im Organisationskontext fallen unter diese Kategorie Auftraggeber und Geldgeber. Bei gerichtlichen Auseinandersetzungen gehören zum Klientsystem und zum Kontext die verschiedenen Konfliktparteien. Mit der lösungsfokussierten BeraterIn tritt häufig nur die Gruppe der KlientInnen in Kontakt. In solchen Fällen ist es wesentlich, dass die Ziele von Auftraggeber und Geldgeber, falls dies nicht die KlientInnen selbst sind, mit berücksichtigt werden, indem etwa ihre Reaktionen auf Veränderungen einbezogen werden, z. B.:

- Woran würde Person (Partei) X merken, dass wir hier einen Schritt weitergekommen sind?
- Was möchte oder erwartet Person (Partei) X, dass hier geschehen soll?
- Woran könnte Ihr [Bezeichnung des Auftraggebers oder Geldgebers] merken, dass diese Sitzung hilfreich ist?
- Angenommen, das, was Sie hierher führte, ist gelöst, was werden Sie dann tun? Was vermuten Sie, wie Ihr [Bezeichnung des Auftraggebers oder Geldgebers] darauf reagiert?

Tritt die BeraterIn als Erstes mit dem Auftraggeber oder Geldgeber in Kontakt, so werden zunächst dessen Anliegen und Ziele geklärt. Folgende Fragen können dabei hilfreich sein:

- Woran merken Sie, dass die von Ihnen beauftragte Beratung aus Ihrer Sicht nützlich und hilfreich ist?
- Was erwarten Sie, dass sich ändert, wenn die Beratung durchgeführt wird?

Die Klärung von Klientensystem und Kontext dient auch dazu, dass BeraterIn und KlientIn sich besser kennenlernen und vertraut miteinander werden. Auch deshalb ist es günstig, wenn hier noch nicht von Problemen gesprochen wird.

Lösungsfokussiert Arbeitende nennen diesen zweiten Schritt der Klärung dessen, wer zum Klienten- und Kontextsystem gehört, oft den **Aufbau einer Plattform.** Dies sollte nicht verwechselt werden mit Problemanalyse. Was sind die Unterschiede dazu?

Eine Problemanalyse setzt ein Problem als eine Entität, als ein Etwas voraus, das es zu analysieren gilt. Das Problem zeigt sich jedoch nur in einer Interaktion der beteiligten Personen und Kontextfaktoren. Eine Anekdote über Wittgenstein und Russell gibt hierfür ein nettes Beispiel:

Wittgenstein war bei Russell in dessen Arbeitszimmer. Sie diskutierten über Form und Substanz, und Wittgenstein erläuterte seine Ideen durch „Dreiecke" und Gegenstände auf dem Boden. Ein Schüler Russells betrat später das Zimmer und sah, wie Wittgenstein und Russel am Boden herumkrabbelten. Sie suchten das Dreieck, das verschwand, nachdem die im Dreieck angeordneten Gegenstände auf einer Linie angeordnet worden waren.

Probieren Sie das doch einfach selbst aus:

Übung 2:
Legen Sie drei Gegenstände in der Form eines Dreiecks auf den Tisch. Sie sehen jetzt ein Dreieck auf dem Tisch liegen. Nehmen Sie einen der drei Gegenstände, und legen Sie ihn in eine Linie mit den verbleibenden zwei Gegenständen. Wo ist jetzt das Dreieck?

Probleme können wir als derartige Dreiecke sehen. Sie verschwinden, wenn die beteiligten Elemente anders miteinander in Beziehung treten. Einer Problembeschreibung entspräche bei diesem Beispiel die Angabe von Seiten und Winkeln des Dreiecks. Verschwunden ist das Dreieck jedoch durch die Veränderung der Form, ausgelöst durch eine Handlung, das Verlegen eines Elements in die Form einer Linie, die es nun mit den beiden anderen Elementen bildet. Entsprechend müssen wir bei Problemen nur die beteiligten Interaktionspartner eruieren und eine neue Form der Verbindung für sie finden, das Bestimmen von „Seitenlängen" und „Winkeln" ist nicht hilfreich für die Auflösung von Problemen.

Was entspricht nun der Form (des Dreiecks) bei einem Problem? Die Form zeigt sich in den Möglichkeiten, wie die Teile (Klientensystem und Kontext) miteinander in Beziehung treten könnten.

„Die Form ist die Möglichkeit der Struktur" (*TLP* 2.033), heißt es bei Wittgenstein. Hier ist also interessant, welche anderen Möglichkeiten es für die Interaktionspartner gibt, miteinander in Beziehung zu treten. Dabei ist es natürlich insbesondere hilfreich, zu wissen, woran sie erkennen, dass sie sich in einer Beziehung befinden, die sie als Lösung beurteilen. Deswegen sind Fragen wie:

- Woran erkennen Sie, dass Ihr Problem gelöst (Ihr Anliegen gegenstandslos geworden) ist?, oder
- die Wunderfrage (siehe oben)

besonders fruchtbar. Hierdurch erhalten wir Hinweise auf die gewünschte Form. Der Switch in die „Lösungs"-Form geschieht

- einmal mithilfe des Motivs der KlientIn zur Veränderung
- und zum anderen mithilfe der Sehnsucht nach der Lösung.

Das Motiv gibt den Impuls zur Handlung, die Lösung die Ausrichtung für die Handlung. Ausrichtungen können umso mehr bewegen, je deutlicher sie sind. So kommen wir zum dritten Schritt, der Klärung des Ziels.

Schritt 3: Klärung des Ziels

„The three main questions are: What does the client want?" (Steve de Shazer).[12]

Steve de Shazer fragt hier, was die KlientIn möchte, das Wort *Ziel* würde er nicht verwenden, sondern es eher anpeilen mit Fragen wie:

- Woran merken Sie, dass es für Sie in die richtige Richtung geht?
- Woran merken Sie, dass Sie erreicht haben, was sie möchten?
- Was ist statt des Problems da?

Derartige Fragen lassen Antworten zu, die eine Lebenssituation beschreiben und nicht nur etwas Punktuelles und Begrenztes wie ein Ziel nennen. Auf diese Weise erhalten wir nicht nur eine Vorausschau auf ein zukünftiges Konstrukt, sondern auch auf zukünftige Verhaltensweisen, Befindlichkeiten und innere Dialoge. Es wird nicht nur deutlich, was das Ziel ist, sondern auch durch welche Handlungen es interaktionell gestaltet wird.

12 „Die drei Hauptfragen sind: Was will die KlientIn?"

> **Übung 3:**
> Suchen Sie sich ein Problem bzw. Anliegen aus, bei dem Sie eine Änderung
> wünschen. Testen Sie nun selbst den Unterschied zwischen einer Frage nach
> dem Ziel: Was ist in Bezug auf Ihr Anliegen Ihr Ziel?, und den kurz zuvor oben
> genannten lösungsfokussierten Fragen, indem Sie sich selber diese Fragen
> stellen und die Antworten niederschreiben. Welche Unterschiede können Sie
> bei den Antworten entdecken?

Folgende Gesichtspunkte sind bei der Konstruktion von Zielen weiterhin zu beachten:

1. Das lösungsfokussierte Arbeiten erfordert, dass am Ziel *der KlientIn* gearbeitet wird.

Wenn eine KlientIn auf Aufforderung, z. B. vom Arbeitgeber, von der Familie, von den Eltern, vom Arzt oder vom Gericht, kommt, so kann letztlich nur mit dem Anliegen *der KlientIn* selbst gearbeitet werden. Wenn z. B. ein Arbeitgeber einem Teammitglied ein Coaching verordnet, damit es sich besser in das Team einfügt, so muss als Erstes mit dem Teammitglied geklärt werden, ob es das gleiche Ziel wie der Arbeitgeber verfolgt. Falls dies nicht der Fall ist, muss das Ziel des Teammitglieds als Ziel des Coachings anerkannt werden. Das Ziel des Auftraggebers kann dann einbezogen werden, indem seine Reaktionen auf das Ziel des Teammitglieds erfragt werden und das Teammitglied gefragt wird, wie es damit umgeht.

Es kann zu Eskalationen kommen, wenn das Ziel der KlientIn in der Beratung nicht berücksichtigt wird.

Bevor ich meine Kassenzulassung für Verhaltenstherapie erhielt, arbeitete ich ein Jahr lang auf einer psychiatrischen Station für chronisch Kranke mit Psychosen. Diese Station hatte die Aufgabe, PatientInnen mit Verhaltenstherapie beim Übergang in eine psychiatrische Wohngemeinschaft zu unterstützen. Die PatientInnen wurden dabei im Allgemeinen nicht gefragt, ob sie den Wunsch haben, in eine Wohngemeinschaft zu gehen. Bei den Teambesprechungen wurde über einen Patienten berichtet, der in den verhaltenstherapeutischen Programmen gut abschnitt und am Tag, bevor er in eine Wohngemeinschaft entlassen werden sollte, einen Wutanfall bekam und den Fernseher der Station zertrümmerte.

Die Ärzte wunderten sich über sein Verhalten, erhöhten die Medikamentendosis und entschieden, dass er in der Psychiatrie bleiben müsse. Der zuständige Verhaltenstherapeut gab zu bedenken, dass das Verhalten des Patienten auch darauf hinweisen könnte, dass er sich entschieden habe, nicht in die Wohngemeinschaft zu gehen, und es in Zukunft vielleicht günstig sei, in Erwägung zu ziehen, dass, was für das ärztliche und psychologische Team Fortschritt heißt, nämlich dass Patienten selbstständiger werden und sich selbst versorgen können, für die Patienten nicht immer erwünscht sein muss.

Wenn Patienten mit therapeutischer Hilfe selbstständiger werden, dürften sie dies im Allgemeinen auch wollen. Die Frage ist nur, welche Konsequenzen das für sie hat. In eine Wohngemeinschaft entlassen zu werden heißt für sie auch, die vertraute Umgebung der Psychiatrie, in der sie oft zehn bis 20 Jahre gelebt hatten, zu verlieren. Das Stattdessen jedoch, die Wohngemeinschaft, ist für sie unbekannt und erfordert Mut, künftig selbst für das Lebensnotwendige zu sorgen. Da bleibt doch manch einer lieber etwas unselbstständig und behält dafür sein vertrautes Heim. Ohne passende Berücksichtigung der Motive der KlientInnen ist Veränderung oft instabil oder unmöglich.

Klaffen Ziel des Auftraggebers und der KlientIn auseinander, so kann das Ziel des Auftraggebers berücksichtigt werden, indem seine Reaktionen einbezogen werden. Folgende Fragen können dabei helfen:

- Angenommen, Sie erreichen [Name des Ziels], wie reagiert Ihr Arbeitgeber darauf? Wie gehen Sie dann mit seiner Reaktion um?
- Wie können Sie Ihren Arbeitgeber davon überzeugen, dass Sie mit dem Team gut zusammenarbeiten können und keine weiteren Sitzungen benötigen?
- Wie kannst du deine Eltern davon überzeugen, dass wir die Therapie beenden können?
- Angenommen, Sie erreichen [Name des Ziels], wie reagieren die anderen Konfliktparteien darauf? Möchten Sie das? Was werden Sie dann tun?

2. Das Ziel muss eine Anwesenheit von etwas darstellen und nicht eine Abwesenheit von etwas.

Häufig werden Ziele mit „... soll weg sein" beschrieben. Die Abwesenheit von etwas legt nicht fest, was anwesend sein sollte. So kann

z. B. die Abwesenheit von Schmerz die Anwesenheit von Leichtigkeit oder Beweglichkeit oder mehr Kontakten oder Freude bedeuten. Eine Abwesenheit legt kein eindeutiges Ziel fest.

Ein Ziel kann nur angestrebt werden, wenn es ein Beginn von etwas ist und nicht das Ende von etwas. Bei Suchtverhalten tritt häufig diese Schwierigkeit auf. Es ist wichtig zu eruieren, was die KlientIn stattdessen tun wird, wenn sie das Suchtverhalten aufgegeben haben wird. Erst die neue Tätigkeit kann einen Anreiz darstellen, das Suchtverhalten zu lassen. Es ist daher sehr wichtig, etwas Neues zu finden, das annähernd so attraktiv ist wie die Sucht, und genau das ist die Schwierigkeit. Das Herausarbeiten der Konsequenzen der Sucht kann ein erster Schritt sein. Folgende lösungsfokussierte Fragen unterstützen dabei, neue Ziele zu finden:

- Konnten Sie dem Suchtdruck schon einmal widerstehen? Wie haben Sie das geschafft?
- Angenommen, es gelingt Ihnen, dem Suchtdruck zu widerstehen, was ist dann stattdessen da?
- Was tun Sie stattdessen? ... Was noch? ... Was noch? ...
- Worin zeigt sich, dass das Problem verschwunden ist? ... Was ist der erste Hinweis darauf? ... Was ist noch anders?

3. Das Ziel sollte klar und in Details formuliert werden. Hierbei ist vor allem die Beschreibung von Verhaltensweisen hilfreich, da sie im Gegensatz zu Befindlichkeiten oft in unserem Entscheidungsbereich liegen.

Je klarer und detaillierter das Ziel ausformuliert wird, umso leichter ist es für die KlientIn, dem Ziel gemäß zu handeln, und je klarer ihr Bild vom Ziel ist, desto eher gelingt ihr die Umsetzung. Zu diesem Punkt sind folgende lösungsfokussierte Fragen hilfreich:

- Woran genau merken Sie, dass Sie [Name des Ziels] erreicht haben? Was tun Sie dann?
- Wenn Sie [Name des Ziels] erreicht haben, was machen Sie dann anders?
- Was ist dann noch anders?
- Welche Unterschiede bemerken andere, wenn Sie [Name des Ziels] erreicht haben?

- Wer reagiert auf Ihr neues Verhalten?
- Wie reagieren andere darauf? Und wie reagieren Sie dann wiederum darauf?
- Wenn Sie [Name des Ziels] erreicht haben, was tun Sie dann anders? In welcher Weise denken Sie dann anderes?

Übung 4:
Nehmen Sie sich nochmals ihr Anliegen aus Übung 3 vor, und überprüfen Sie mit den obengenannten Fragen, ob Ihre Zielbeschreibung detailliert ausformuliert ist. Notieren Sie sich gegebenenfalls die zusätzlich gefundenen Details.

4. Wenn das Erreichen eines Ziels einen langen Zeitraum erfordert, ist es wichtig, erst nach kleinen Schritten zu fragen.

Wenn dies nicht erfolgt, ist es schwierig, zu überprüfen, ob die lösungsfokussierten Sitzungen hilfreich waren. Für den Prozess ist es wichtig, dass schnell getestet werden kann, was hilfreich ist. Je schneller Rückmeldungen erfolgen, desto schneller kann der Veränderungsprozess in die erwünschte Richtung korrigiert werden. Folgende lösungsfokussierte Fragen sind dafür hilfreich:

- Woran können Sie bemerken, dass Sie den ersten kleinen Schritt in Richtung auf [Name des Ziels] weitergekommen sind?
- Was könnte ein erster Hinweis sein, dass Sie sich auf [Name des Ziels] zubewegen?
- Woran bemerken Sie, dass Sie einen weiteren Schritt in Richtung auf [Name des Ziels] gemacht haben?

Übung 5:
Ergänzen Sie Ihre Zielbeschreibung aus Übung 4 mithilfe der obigen Fragen, so dass erste Schritte in Richtung auf Ihr Ziel für Sie deutlich werden. Notieren Sie sich diese Schritte.

5. Für das Erreichen eines Ziels ist es wichtig, dass es realistisch und erreichbar ist.

Wenn die BeraterIn befürchtet, dass das Ziel der KlientIn nicht erreicht werden kann, kann sie ihre Bedenken als Fragen formulieren. Im lösungsfokussierten Vorgehen wird zunächst alles, was die KlientIn sagt, akzeptiert und angenommen. Bedenken können in den Prozess einfließen, indem so lange weitergefragt wird, bis sich die Konsequenzen des Verhaltens zeigen, und so geprüft wird, ob das Ziel für die KlientIn erreichbar ist. Die KlientIn kann auch nach ihrer eigenen Einschätzung des Ziels befragt werden. Hierzu können folgende Fragen verwendet werden:

- Für wie wahrscheinlich halten Sie es, dass Sie dies erreichen?
- Vielleicht sollten wir lieber mit etwas arbeiten, was für Sie wahrscheinlicher ist?

Eine andere Möglichkeit ist, zu schweigen, bis die KlientIn von selbst etwas vorschlägt, das realistischer ist (siehe 2.2, Beispiel Steve de Shazer mit dem Klienten, der einen Arm verloren hatte). Schweigen ist beim lösungsfokussierten Vorgehen eine sehr wichtige Intervention. Sie übergibt die Gesprächsführung wieder an die KlientIn. Dazu Steve de Shazer: „If you are silent the other one will notice that it is his turn still."[13]

> **Übung 6:**
> Überprüfen Sie ihre Zielbeschreibung aus Übung 5 mit den obigen Fragen daraufhin, wie realistisch sie sind. Notieren Sie sich Ihre Ergänzungen oder geänderten Antworten.

6. Für die Zusammenarbeit ist es wichtig, dass die BeraterIn das Ziel der KlientIn ethisch akzeptieren kann.

Nennt die KlientIn unethische Ziele, so ist hier zu unterscheiden zwischen Ziel und Mittel zum Ziel. Unethische Ziele sind im Allgemeinen Mittel zum Ziel, nicht das Ziel selbst. Daher kann die BeraterIn so lange weiter fragen, bis die KlientIn auf ethisch verträgliche Themen kommt. Ein *Beispiel* aus meiner therapeutischen Praxis kann dies verdeutlichen:

Ich hatte einmal eine KlientIn, die mich in diesem Sinne sehr herausforderte. Durch Unterschlagungen und Scheckbetrug ihres Mannes, der inhaftiert worden war, war sie, da sie einen Offenbarungseid leisten musste, in eine Lage gekommen, in der sie allen Besitz verloren

---

13 „Wenn du schweigst, wird der andere merken, dass er noch an der Reihe ist."

hatte und in einem Übergangsheim für Obdachlose wohnte. In meine Praxis kam sie aufgrund von zahlreichen psychosomatischen Beschwerden. In einer Therapiestunde betrat sie meinen Praxisraum mit den Worten: „Ich bin stinksauer auf diesen Scheißalkoholiker über mir, der mich keine Nacht schlafen lässt. Stundenlang trommelt er gegen meine Tür, ich kann kein Auge mehr zutun. Jede Nacht muss ich die Polizei holen, aber die hilft auch nichts. Ich bin entschlossen: Ich setz einen Killer auf ihn an!"

Ich war sehr erschrocken über diese Äußerungen meiner Klientin – so wütend hatte ich sie noch nie erlebt. Innerlich nahm ich mir vor, weiter lösungsfokussiert zu reagieren. So fragte ich sie: „Und wenn Sie dies tun, was ist dann für Sie anders?"

Sie äußerte, dass sie dann endlich ihre Ruhe habe und mal schlafen könne.

„Und was ist noch anders?"

Sie fuhr fort aufzuzählen, welche Belastungen dann fortfallen würden.

Nochmals frage ich: „Und was wäre noch anders?"

Jetzt nannte sie Themen, wie sie sich vor der Polizei schützen könne, wie sie vorgehen werde usw.

Wieder fragte ich sie: „Und was ist dann noch anders?"

Jetzt begann sie, von Dingen zu erzählen, die sie immer schon machen wollte. Sie nannte eine Tanzausbildung und berufliche Pläne danach.

Hier hakte ich ein: „Wo genau würden Sie diese Ausbildung machen?"

Sie schilderte, welche Ausbildungen sie anstrebe und welche Tanzstudios infrage kämen.

Bei diesem Thema blieben wir für den Rest der Stunde. Vom über ihr wohnenden Alkoholiker war nie mehr die Rede, die Tanzausbildung machte sie.

Dieses Beispiel zeigt auch, wie angebliche Ziele verschwinden und das, was die KlientIn eigentlich will, auftaucht.

Ethisches Verhalten entsteht, wenn Konsequenzen deutlich und vorhandene Fixierungen aufgelöst werden.

Das erste Ziel der Klientin entstand durch ihre Fixierung auf ihr Leid mit dem Alkoholiker. Durch diesen Tunnelblick war das, was sie eigentlich wollte, ausgeblendet. Ihr erstes Ziel war, für sie ein Mittel[14] zu finden, aus dieser Fixierung herauszukommen. Diese Handlungsweise hätte für sie sehr negative Konsequenzen gehabt. Die wiederholte Frage „Und was ist noch anders?" erweitert den Rahmen und erlaubt der Klientin, unter der Annahme, das erste Problem (das mit dem Alkoholiker) sei gelöst, sich nun wieder anderen Themen zuzuwenden. Das Aufzählen dessen, was sie alles tun müsste, um von der Polizei nicht gefasst zu werden, macht für sie ihre erste Lösung unattraktiv. Das Auftauchen des neuen Themas („Tanzausbildung") hatte für sie mehr Kraft und wurde für sie die Grundlage ihrer neuen Ausrichtung.

Das, was die Klientin wollte, nämlich einen Beruf erlernen und damit genügend Geld verdienen, um ihre soziale Situation grundlegend zu verbessern, hatte nichts mit ihrem ursprünglichen Ziel, den sie belästigenden Alkoholiker umbringen zu lassen, zu tun. Dieses Beispiel zeigt sehr anschaulich, inwiefern Lösung und Problem unabhängig voneinander sind.

Folgende Fragen helfen, genannte Ziele als „Mittel zum Ziel" zu entlarven und neue Ziele auftauchen zu lassen:

- Und was ist dann anders?
- Was ist noch anders?
- Was machen Sie dann?

Diese Fragen fokussieren fortlaufend auf Unterschiede.

Kleiner Exkurs über Unterschiede als Basis der Veränderung
Unterschiede zu etwas können innerhalb eines Rahmens, Kontextes auftreten oder über den Rahmen (Kontext) hinausgehen. Das Herausarbeiten von Unterschieden ist grundlegend für lösungsfokussiertes Vorgehen. So wies bereits Gregory Bateson darauf hin, dass „differences, that make a difference"[15], die Grundlage für Veränderungen darstellen. Manchmal können Unterschiede auch da auftauchen, wo

---

14 Marshall Rosenberg spricht in seinen Seminaren bei solchen Fällen von der Verwechslung von „aims" und „goals" mit „strategies".
15 „Unterschiede, die einen Unterschied machen."

man sie nicht erwartet. Steve de Shazer fragte einmal einen Klienten, der auf die Frage, was er denn so während des Tages mache, antwortete: „Nichts": „How exactly did you go about in doing nothing?"[16]

Daraufhin schilderte der Klient eine große Anzahl unterschiedlicher Tätigkeiten, die für ihn zuvor alle nicht gezählt hatten, da sie nicht zu seinem geliebten Beruf gehörten, den er aus Krankheitsgründen hatte aufgeben müssen.

Übung 7:
Setzen Sie sich vor einen Tisch, und betrachten Sie die Tischplatte. Suchen Sie Unterschiede auf dieser Tischplatte, z. B. Farben, Oberflächenbeschaffenheit, Materialien (Unterschiede innerhalb eines Rahmens). Lassen Sie jetzt Ihren Blick über die Tischplatte hinausgleiten (Blick über den Rahmen hinaus). Welche Unterschiede können Sie jetzt feststellen?

Während Sie zunächst Unterschiede innerhalb der Tischplatte beobachten konnten, finden Sie bei der Suche nach Unterschieden außerhalb des Tisches neue Gegenstände, die wiederum aus unterschiedlichen Farben, Oberflächenstrukturen und Materialien beschaffen sein können. Der Wechsel von Unterschieden innerhalb zu Unterschieden außerhalb des jeweiligen Kontextes kann mit der Frage „Und was ist noch anders?" beim wiederholten Stellen zufällig auftreten. Je häufiger wir diese Frage stellen, desto wahrscheinlicher wird ein Kontext verlassen. Je häufiger wir also diese Frage zu einem Verhalten, das eine Veränderung hervorrufen soll, stellen, desto wahrscheinlicher wird es auch, dass eine Fixierung auf ein Problem überwunden wird und neue, ganz andere Themen auftauchen.

Diese neuen Themen können

1. etwas wie ein Stattdessen zum ursprünglichen Problemthema darstellen oder
2. eine Form einer Integration der im ursprünglichen Thema enthaltenen Ressourcen und dem Neuen bilden oder
3. zu einem neuen Bereich gehören oder
4. eine neue Sichtweise, Haltung, Metaposition zum ursprünglichen Thema darstellen.

---

16 „Wie genau haben Sie das angestellt, dass Sie nichts taten?"

Bei unserem Tischbeispiel könnte

- eine Form des *Stattdessen:* ein neuer Tisch sein, der sich in jedem Aspekt (Farbe, Größe, Material usw.) vom ersten Tisch unterscheidet;
- eine Form der *Integration:* ein neuer Tisch sein, der Ähnlichkeiten mit dem ersten Tisch aufweist;
- ein *neuer Bereich:* ein anderer Gegenstand sein, etwa ein Stuhl; und
- eine *neue Sichtweise:* eine neue Haltung zum Tisch sein, etwa einen kaputten Tisch mit Humor zu betrachten oder einen unauffälligen Tisch mit neuem Erstaunen anzusehen.

Bei einem Problem, z. B. einer Konfliktsituation im Team, können sich die vier Kontexterweiterungen auf folgende Weise zeigen:

1. Auftauchen eines *Stattdessen*: Wunsch nach Zusammenarbeit mit den ehemaligen Konfliktpartnern.
2. Finden einer *Vereinbarkeit* von Konfliktsituation und Stattdessen: Die Konfliktthemen tauchen noch auf, werden aber als ein Signal betrachtet, sich zusammenzusetzen und miteinander zu reden, statt sich wie vorher zu distanzieren und einander schaden zu wollen.
3. Auftauchen eines *neuen Themas*:
   - Es werden die Ressourcen der einzelnen Konfliktpartner gesehen (Entdecken eines blinden Flecks in der gegenwärtigen Situation).
   - Es wird erkannt, dass eine Konsequenz einer Zusammenarbeit wäre, dass das Team noch mehr Aufträge bekäme und die Arbeit schnell anwachsen könnte, was möglicherweise zu gesundheitlichen Problemen führte. Somit stellt sich das „Streiten" als vorübergehende Lösung dar (übersehener zukünftiger Kontext).
   - Die Teammitglieder erinnern sich, dass eine gute Zusammenarbeit möglich war, als noch weitere Teammitglieder dabei waren, die mittlerweile gekündigt haben. Im gemeinsamen „Abschiednehmen von den gegangenen Teammitgliedern" wächst das Team auf neue Weise zusammen (übersehener vergangener Kontext).

- •Die Teammitglieder erkennen, dass ihr Streiten ihnen eine Gelegenheit gibt, sich auseinanderzusetzen (zeitloser Kontext: in welcher Weise das Problem Sinn ergibt).
4. Einnehmen einer *neuen Sichtweise* und *Haltung*: Der Konflikt wird mit Humor betrachtet und auf spielerische Weise gelöst.

Wer die logische Struktur des negierten Tetralemmas von Nagarjuna (2. Jahrhundert n. Chr.) aus der indischen Logik und unsere Tetralemmaaufstellung[17] kennt, hat sicherlich hier die Positionen

- *das Eine* (Ausgangsbeispiel)
- *das Andere* (erste Rahmenerweiterung: das Stattdessen)
- *Beides* (2. Rahmenerweiterung: die übersehene Vereinbarkeit)
- *Keines von Beidem* (3. Rahmenerweiterung: der übersehene Kontext) und
- *All dies nicht — und selbst das nicht!* (4. Rahmenerweiterung: die Negation der ersten vier Positionen und sogar dieser Sicht als eigenem Standpunkt: das Prinzip der reflexiven Musterunterbrechung)

wiedererkannt. Die vier ersten Positionen, die in der indischen Logik das *čatuškoṭi* hießen, fanden im Rechtssystem ihre Anwendung. Sie beschreiben, welche Positionen ein Richter grundsätzlich in Erwägung ziehen sollte:

- Der Angeklagte hat recht.
- Der Kläger hat recht.
- Beide haben recht.
- Keiner von beiden hat recht.

Diese unterschiedlichen Formen von Kontexterweiterungen können bei der wiederholten Frage „Und was ist noch anders?" auftauchen. Diese eine kurze und unauffällige Frage in der lösungsfokussierten Arbeit enthält also das zentrale Prinzip der Möglichkeit des wiederholten Kontextwechsels!

---

17 Die Tetralemmaaufstellung wurde von der Autorin gemeinsam mit Matthias Varga von Kibéd entwickelt und stellt ein Basisformat der Systemischen Strukturaufstellungen dar (siehe ausführlich Sparrer u. Varga von Kibéd 2005).

Übung 8:
Nehmen Sie eine vergangene oder gegenwärtige Konfliktsituation her, und überlegen Sie sich, was in Ihrem konkreten Fall

- einer Form von Stattdessen
- einer Form von Beides
- einer Form von Keines von Beidem (blinder Fleck, übersehener vergangener oder zukünftiger Kontext, Sinngebung) und
- einer neuen Sichtweise und Haltung
entspräche.

Die wiederholte Frage nach Unterschieden: „Und was ist noch anders?", ist hilfreich dafür, in der Interaktion mit der KlientIn Fixierungen aufzulösen und das, was sie eigentlich will, auftauchen zu lassen. An dieser Stelle wird auch deutlich, dass lösungsfokussierte Fragen keine Fragen sind, auf die es bloß *eine* Antwort gibt, sondern dass sie Prozesse einleiten und unterstützen. BeraterIn und KlientIn gehen in einen gemeinsamen Interaktionsprozess, der der KlientIn hilft, eine eigene Lösung zu finden bzw. zu konstruieren.

Auch wenn die Frage „Was ist noch anders?" mehrfach im gleichen Wortlaut gestellt wird, ist sie doch in gewissem Sinne nicht jedes Mal die gleiche Frage, denn sie bezieht sich jeweils auf einen anderen Kontext. Steve de Shazer stellte in einem Seminar am SySt-Institut einer KlientIn die Wunderfrage, die daraufhin antwortete „Oh, die Frage wurde mir bereits gestellt." Steve de Shazer hüllte sich daraufhin in Schweigen. Nach einer Weile gab sie Antworten auf die Wunderfrage. Anschließend wurde er von einem Seminarteilnehmer gefragt, wieso er die Wunderfrage nochmals beantworten ließ. Er antwortete: „I didn't regard this as the same question."[18]

Übung 9:
Überprüfen Sie bezüglich ihres Anliegens aus Übung 3 bis 6 (oder eines neuen Anliegens, für das Sie Übung 3 bis 6 zuvor durchführen) durch wiederholtes Stellen der Frage „Und was ist dann noch anders?", welche Konsequenzen das Erreichen ihres Ziels für sie haben kann, ob sie dies möchten und welche neuen Themen auftauchen. Notieren Sie sich die Antworten.

18 „Ich betrachte dies nicht als die gleiche Frage."

Georges Spencer-Brown beginnt sein protologisches System, das er in *Laws of form* (1994) darstellt, mit der Einführung der ersten Unterscheidung, die nach der Rekonstruktion von Matthias Varga von Kibéd folgende Kernbestandteile aufweist:

- das *Motiv*, etwas zu unterscheiden;
- das Ziehen einer *Grenze*, das Umgrenzen oder Abgrenzen;
- das durch diesen Akt Hervorgehobene, das *Innere* der Grenze, den Vordergrund;
- das Übrige, das *Äußere* zur Grenze, den Hintergrund;
- den *impliziten Kontext*, innerhalb dessen die Grenzziehung erfolgte.

Das Motiv führt zur Abgrenzung des Inneren vom Äußeren durch die Grenzziehung im impliziten Kontext. Danach weist das Innere auf den Wert des Inhalts hin. Der Wert ist zugleich der Anlass für das Motiv. Der implizite Kontext gibt den Rahmen, innerhalb dessen es zur Grenzziehung kommt. In diesem Sinne weist er auf das Motiv hin.

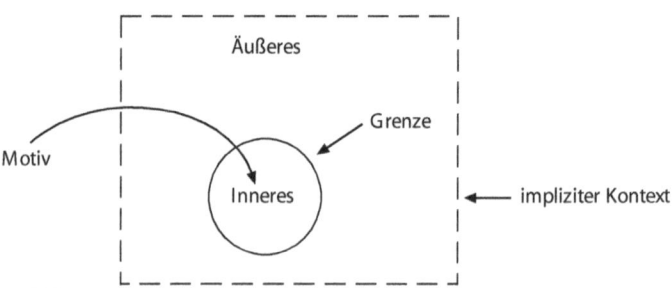

Abb. 1

Beispiel:

Eine KlientIn kommt zu uns mit einer Problembeschreibung. Im Prozess des lösungsfokussierten Fragens wird parallel zur Problemwelt eine Lösungswelt aufgebaut. Durch lösungsfokussiertes Zuhören kann die BeraterIn Lösungselemente in der Problemerzählung der KlientIn aufgreifen und damit einen ersten Unterschied setzen. Problembeschreibung und Lösungselemente bilden zunächst eine doppelte Beschreibung der Welt. Aufgrund des Motivs, der Sehnsucht nach einer Lösung, kann die KlientIn die Lösungswelt betreten und aus der Problemfokussierung in die Lösungsfokussierung wechseln. Unterstützt wird die neue Fokussierung:

- durch *wertschätzendes Zuhören* der BeraterIn:
  - durch Hinweise auf Lösungen, die die BeraterIn in der Problemerzählung der KlientIn entdeckt;
  - durch Unterstellen einer guten Absicht, wenn die BeraterIn z. B. eine KlientIn, die etwas Unerwünschtes tut, fragt: „Sie müssen sehr gute Gründe dafür gehabt haben, dass Sie so ärgerlich waren, dass Sie ... taten?"[19]
- durch *lösungsfokussierte Fragen:*
  - zur Konstruktion zukünftiger Lösungen;
  - zur Verdeutlichung von Konsequenzen gegenwärtigen Handelns, z. B. mit der Frage: „Was ist dann anders?"

Steve de Shazer war das Denken in Unterschieden „auf den Leib geschrieben". So antwortete er auf die Frage kurz nach der Wahl Bill Clintons zum Präsidenten der Vereinigten Staaten im Jahr 1993, was sich wohl jetzt verändern werde: „Let's see whether it makes a difference."[20]

Mit diesen unterschiedlichen Fragen, die bei der Klärung des Ziels behilflich sein können, haben Sie nun eine Form kennengelernt, zukünftige Lösungen zu finden bzw. zu konstruieren. Im nächsten Schritt wird Ihnen eine weitere Form präsentiert, Lösungen in der Zukunft zu finden: nämlich die Wunderfrage, die in mancher Hinsicht das Kernstück des lösungsfokussierten Ansatzes darstellt.

Schritt 4: Die Wunderfrage (Gruppenversion)

Eine ganz andere Weise, sich der Lösung zu nähern, stellt die Wunderfrage dar. Weiter oben hatten Sie schon eine Form der Wunderfrage kennengelernt. Jetzt folgt die Wunderfrage in einer Form, wie sie an eine Gruppe von Menschen gestellt werden kann. Die Personen lassen zunächst die Frage gemeinsam auf sich wirken. Anschließend können dann alle, die mögen, von ihrem Wunder berichten. Eine Form, diese Frage zu stellen, lautet:[21]

---

19 Diese Interventionsform geht auf Insoo Kim Berg zurück.
20 „Warten wir ab, ob es einen Unterschied macht."
21 „..." geben Sprechpausen an; je mehr Punkte, umso länger die Pause; Kursivdruck gibt Betonung an.

„Wenn Sie nach dieser Sitzung wieder nach Hause (zur Arbeit) gehen ... und tun, was Sie vorhatten zu tun: ... gemeinsam mit der Familie essen oder Freunde besuchen oder sich von der Arbeit noch etwas mitnehmen, um es fertigzustellen, oder Sie ruhen sich aus und entspannen sich ... wie auch immer Sie Ihren Abend verbringen ... irgendwann werden Sie müde und legen sich hin und schlafen ein[22] ... und *angenommen* ... in dieser Nacht passiert ein *Wunder* ... und das *Wunder* wäre ... *alles, was* Sie hierher geführt hat, ist gelöst ... einfach so ... und wenn das so schnell ginge, wäre das ja wirklich ein Wunder! ... Jetzt wachen Sie morgen früh wieder auf ... und niemand sagt Ihnen, *dass* ein Wunder passiert ist ... woran könnten Sie *bemerken, dass* es passiert ist? ... ... Was wäre anders? ... ... Und was wäre noch anders? ... ... Gibt es etwas, was Sie dann anders tun? ... ... oder tauchen neue Gedanken auf? ... ... oder empfinden Sie anders? ... ... Vielleicht bemerken Sie das Wunder ja auch noch nicht beim Aufwachen, *wann* ist dann der erste Zeitpunkt, an dem Sie es bemerken könnten? ... ... Und woran? ... Und was wäre noch anders? ... Bemerkt jemand *außer* Ihnen das Wunder? ... Und wer? ... Woran? ... ... Und was vermuten Sie, wie er oder sie auf Ihr Wunder reagiert? ... ... Jetzt ist für Sie aber das *Wunder* geschehen ... *wie* reagieren Sie *jetzt* darauf? ... ... Bemerkt noch jemand das Wunder? ... Wer? ... Woran? ... Was vermuten Sie, wie er oder sie reagiert? ... ... Jetzt ist für Sie jedoch das *Wunder* geschehen ... Wie reagieren Sie dann auf seine oder ihre Reaktion? Vielleicht anders als zuvor? ... ... Was ist noch anders nach dem Wunder? ... ... daheim ... ... bei der Arbeit ... ... mit Bekannten ... Freunden ... oder Verwandten ... ... Sie können langsam wieder in diesen Raum zurückkommen ... Lassen Sie sich Zeit ... Wer möchte, kann beginnen, von seinem Wunder zu erzählen!"

---

22 Bei Schlafproblemen ist es günstiger, „und ruhen sich aus" zu verwenden.

Übung 10:

Nehmen Sie nochmals Ihr Anliegen aus Übung 9 her. Bitten Sie jemanden, die Wunderfrage Ihnen mit all den Sprechpausen langsam vorzulesen, oder sprechen Sie den Text auf Tonband. (Sie können sich auch selber die Frage vorlesen, und bezüglich Ihres Anliegens beantworten. Dies ist jedoch schwieriger, da Sie dann ständig die Perspektive wechseln zwischen Fragendem und Antwortendem. Sie bleiben dadurch vielleicht nicht gleichmäßig im Zustand des Wunders, sondern werden immer wieder herausgerissen.) Notieren Sie sich Ihre Antworten. Vergleichen Sie anschließend die gefundenen Antworten mit denen aus Übung 3 bis 6 und 9. Welche Unterschiede können Sie feststellen?

Ein wesentlicher Unterschied zwischen lösungsfokussierten Fragen zur Zielklärung und der Wunderfrage ist der Standpunkt, von dem aus die Frage beantwortet wird. So kann z. B. die Frage „Was ist Ihr Anliegen?" beantwortet werden mit: „... soll weg sein" oder „Ich möchte bzw. wir möchten ... erreichen".

Im ersten Fall erhalten wir als Antwort eine Problembeschreibung, im zweiten Fall eine Zielbeschreibung. Beide werden aus der Perspektive des Nicht-erreicht-Habens gegeben. Ein Ziel liegt vor einem. Dies impliziert, dass noch ein Weg zum Ziel bewältigt werden muss, was durchaus anstrengend sein kann.

Während die Wunderfrage gestellt wird, geht die KlientIn in den Zustand des geschehenen Wunders und beantwortet die Frage, was dann anders ist, aus dem Lösungszustand heraus. Sie ist bereits in der Lösung und beschreibt die jetzt wahrgenommenen Unterschiede.

> Das Stellen der Wunderfrage ist eine Tranceinduktion in den Lösungszustand und damit eine Interaktion zwischen BeraterIn und KlientIn, bei der Neues entsteht; es handelt sich also nicht um ein Abfragen von Fakten.

Auch wenn die KlientInnen bei einem Gruppeninterview ihre Antwort zunächst still für sich geben, so bleibt die Wunderfrage eine Interaktion, da die BeraterIn auf die nonverbalen Reaktionen der KlientInnen achtet und so bemerken kann, ob sie im Zustand der Lösung sind, und mit weiteren Fragen dabei hilft, dass die KlientInnen immer wieder in den „Wunderzustand" gelangen, falls sie aus ihm herausgefallen sind. Selbst wenn die Wunderfrage gelesen wird, handelt es sich um eine Interaktion, in diesem Fall zwischen LeserIn und AutorIn.

Das Erleben der Lösung ist im Allgemeinen mit einem Gefühl von Leichtigkeit oder einer anderen Form von „besser" verbunden. Während des Erlebens der Lösung ist die Frage „Wie komme ich dorthin?" verschwunden, da die KlientIn ja bereits dort ist. Das, was beim Sprechen über Ziele als schwierig empfunden wird, ist häufig

- das Erleben eines großen Abstands zum Ziel,
- die Annahme, der Weg dorthin sei schwierig und mühsam, und
- die Annahme, dass es sehr lange dauert, bis das Ziel, wenn überhaupt, erreicht werden kann.

Diese drei Aspekte verschwinden, wenn die Wunderfrage gestellt wird:

- Das Wunder ist ein plötzlicher Wandel.
- Im Wunder ist alles möglich, Barrieren, die wir uns durch Annahmen und Glaubenssätze errichten, lösen sich auf.
- Statt von Mühe und Anstrengung wird das Wunder von Leichtigkeit und Dankbarkeit begleitet.
- Das Wunder ist gegenwärtig.

Wenn wir die Wunderfrage stellen, versetzt sich die KlientIn in einen zukünftigen Zeitpunkt, zu dem sich die Lösung bereits ereignet hat. Durch ihr gegenwärtiges Erleben der Lösung wird diese als eine Möglichkeit bestätigt.

> Wir haben es hier also mit einer teilweisen Verwirklichung zukünftiger Ereignisse in der Gegenwart zu tun als Nachweis dafür, dass etwas wirklich möglich ist.

Matthias Varga von Kibéd nennt dies den *aramäischen Modus* analog zu einem Hinweis von Pinchas Lapide, dass die hebräischen Wiedergaben von biblischen Formulierungen wie „das Himmelreich ist nahe" sich auf einen grammatischen Modus im Aramäischen bezögen, der ebenso die Formulierung „das Himmelreich ist schon mitten unter euch" zuließe und der am ehesten als die teilweise Verwirklichung zukünftiger Ereignisse in der Gegenwart gekennzeichnet werden könnte. Matthias Varga von Kibéd sah darin den Grundmodus des Als-ob als Kern der ericksonschen Hypnotherapie – etwa in der Kristallkugeltechnik und der Pseudoorientierung in der Zeit – sowie auch in der

Wunderfrage der lösungsfokussierten Arbeit oder dem Lösungsbild einer Systemischen Strukturaufstellung.

In der Beschreibung von Zielen wird etwas Zukünftiges genannt, dessen Verwirklichungsmöglichkeit aber noch unklar sein kann (deswegen Konjunktiv II). Bei der Zielbeschreibung erfolgt kein Erleben des Als-ob in der Gegenwart. Wenn Sie es also Ihren KlientInnen leichter machen wollen, dann arbeiten Sie mit Wundern und nicht mit Zielen.

> „Die Lösung des Problems des Lebens merkt man am Verschwinden dieses Problems. (Ist nicht dies der Grund, warum Menschen, denen der Sinn des Lebens nach langen Zweifeln klarwurde, warum diese dann nicht sagen konnten, worin dieser Sinn bestand)" (*TLP* 6.521).

Dieser Satz von Wittgenstein charakterisiert, wie der Begriff der Lösung im lösungsfokussierten Ansatz verwendet wird. Wie das Problem, so ist auch die Lösung keine Entität, sondern zeigt sich in einer neuen Struktur, einer neuen Art und Weise, wie die Dinge zusammenhängen. Wittgenstein verwendet hierfür seine berühmte Kettenmetapher:

„Im Sachverhalt hängen die Gegenstände ineinander, wie die Glieder einer Kette" (*TLP* 2.03). „Im Sachverhalt verhalten sich die Gegenstände in bestimmter Art und Weise zueinander" (*TLP* 2.031). „Die Art und Weise, wie die Gegenstände im Sachverhalt zusammenhängen, ist die Struktur des Sachverhaltes" (*TLP* 2.032).

Erinnern Sie sich an das Beispiel vom Dreieck. Das Dreieck verschwindet, und die Linie ist da. Im Dreieck und in der Linie hängen die Dinge jeweils auf andere Art und Weise zusammen. Im Wunder zeigt sich eine neue Form, eine neue Möglichkeit, wie die Dinge zusammenhängen könnten.

> „Die Form ist die Möglichkeit der Struktur" (*TLP* 2.033).

Wir bringen die Dinge in eine andere Konstellation zueinander. Dies ist die Schnittstelle, an der lösungsfokussiertes Fragen und das SySt-Modell der Lösungsfokussierung ineinander übersetzt werden können! (Siehe ausführlich dazu Kapitel 4.) Das, was im lösungsfokussierten

Vorgehen in der Vorstellung geschieht – die neue Konfiguration der Dinge –, dies geschieht bei den Systemischen Strukturaufstellungen (SySt®) mit dem Erleben symbolischer An- und Umordnungen von Personen im Raum.

Die Transformation der alten Problemstruktur in die neue Struktur der Lösung ist letztlich kein Lernprozess im üblichen Sinn, sondern eine plötzliche Veränderung. Zunächst ist, wenn die Dinge neu angeordnet werden, alles offen. Welche neue Form gewählt wird, wird bestimmt vom Motiv des Handelnden, das ihn zur Neuanordnung veranlasst. Die Aspekte von

- „plötzlicher Veränderung",
- „Alles ist möglich",
- „Das Motiv des Konstrukteurs bestimmt die neue Konfiguration der Dinge"

sind alle im Wunder vorhanden. Da das Stellen der Wunderfrage eine Interaktion zwischen BeraterIn und KlientIn darstellt und die Wunderfrage daher sehr verschiedene Formen annehmen kann, gehe ich im Folgenden auf die einzelnen Teile dieser Frage und ihre Funktion ein.

1. Einleitung der Wunderfrage

„Ich möchte Ihnen jetzt noch eine sehr ungewöhnliche und schwierige Frage stellen … Sie erfordert vielleicht etwas Fantasie bei der Beantwortung … sie ist sehr hilfreich dabei, klarer zu bekommen, wohin es gehen soll …"

Die Betonung von „ungewöhnlich" und „schwierig" erleichtert die Reaktion auf Antworten der KlientIn, wie „Oh, die Frage ist viel zu schwierig", „Da fällt mir nichts ein dazu".

Hier kann nun reagiert werden mit „Ja, ich sagte ja, sehr schwierige Frage … [lange Pause] …"

Die lange Pause gibt die Antwort zurück an die KlientIn, denn ein Gespräch besteht schließlich aus abwechselndem Sprechen von mindestens zwei Personen. Wenn eine Person aufhört zu sprechen, ist offensichtlich die andere wieder an der Reihe. Die lange Pause zeigt der KlientIn an, dass sie jetzt wieder dran ist.

> Pausen sind eine wichtige Technik im lösungsfokussierten Gespräch; sie geben die Verantwortung für die weitere Gesprächsführung wieder an die KlientIn zurück und laden sie zu nächsten Antworten ein.

2. Einbettung in den Alltag

„Wenn Sie nach dieser Sitzung wieder nach Hause (zur Arbeit) gehen ... und tun, was Sie vorhatten zu tun: ... gemeinsam mit der Familie essen oder Freunde besuchen oder sich von der Arbeit noch etwas mitnehmen, um es fertigzustellen, oder Sie ruhen sich aus und entspannen sich ... wie auch immer Sie Ihren Abend verbringen ... irgendwann werden sie müde und legen sich hin und schlafen ein[23] ..."

> Es ist wichtig, dass das Wunder dort passiert, wo die Veränderung benötigt wird.

Dies ist meistens im Alltag. Bei Berufstätigen, die ständig auf Reisen sind und ein Problem mit ihrer Arbeit haben, ist es günstig, das Wunder auf den beruflichen Reisen stattfinden zu lassen.

> Die Einbettung des Wunders in den Alltag dient dazu, dass Antworten auf die Wunderfrage realistischer werden.

Daher lassen wir das Wunder in einer ganz gewöhnlichen, alltäglichen Situation auftreten, nämlich meist daheim im Alltag. Das Aufwachen im eigenen Bett ist eine Einladung für die KlientIn, sehr alltägliche Handlungen zu beschreiben: wie sie anders aufwacht und aufsteht, was sie ändert, wenn sie sich im Bad aufhält, wie sie sich anders kleidet, anders frühstückt usw.

Es ist wichtig, die einzelnen Beispiele dafür, was die KlientIn vielleicht am Abend macht, mit „oder" zu verbinden, und es sollte darauf geachtet werden, so viele aufzuzählen, dass eines sicher auf die KlientIn zutrifft. In der Hypnotherapie sprechen wir hier von der Errichtung eines „Yes-Set", einer Ja-Haltung. Um im Trancezustand zu bleiben, ist es für die KlientIn wichtig, dem Genannten zustimmen zu können, andernfalls könnte sie aus der Trance aussteigen.

23 Vgl. Anm. 22.

Eine komplizierte Form der Wunderfrage finden wir bereits in der Hypnotherapie Milton Ericksons. Er entwickelte eine Technik, die Pseudoorientierung in der Zeit, bei der er die KlientInnen in eine tiefe Trance versetzte und ihnen Fragen über die Zukunft stellte:

„... Sie sind schon einen Monat in Therapie ... Was war hilfreich? ... Was hat sich verändert? ... Wie haben Sie das gemacht? ... Es ist zwei Monate später ... Es ist ein halbes Jahr später ..."

Erickson schrieb all die Antworten der KlientIn auf und beendete die Trance manchmal mit einem posthypnotischen Auftrag, diese Reise in die Zukunft zu vergessen (Amnesieinduktion) und ihm nach der Therapie eine Karte über die Veränderungen zu schicken. In den nächsten Therapiestunden ging er Schritt für Schritt nach den Antworten der KlientIn vor. Jahre später erhielt er gelegentlich Karten, die so beginnen konnten:

„Lieber Herr Erickson, ich weiß auch nicht, warum ich ihnen dies schreibe, aber ich möchte Ihnen mitteilen, dass ..."

In der Schule von Milwaukee wurde dieser sehr komplizierte Tranceprozess auf eine relativ einfache Frage reduziert.

> Für Steve de Shazer und sein Team waren Einfachheit und Transparenz dafür wichtig, die Methode besser lehrbar zu machen und das Vertrauen der KlientIn zu gewinnen.

3. Verwendung hypothetischer Fragen

„... und *angenommen* ... in dieser Nacht passiert ein Wunder ..."

Dieses kleine Wort „angenommen" ist sehr wichtig, da es darauf hinweist, dass das Folgende zunächst nur eine Hypothese ist. Wird das Wort weggelassen, so provoziert dies bei der KlientIn leicht die Antwort „Ich glaube nicht an Wunder" oder „Wieso sollte ein Wunder geschehen?".

Die Pause nach „angenommen" erhöht die Spannung bei der KlientIn. Es ist wichtig, dass die Wunderfrage auf eine spannende Weise gestellt wird und sie die KlientIn neugierig macht.

4. Der Begriff des Wunders

„... in dieser Nacht passiert ein *Wunder* ... und das *Wunder* wäre ... *alles, was* Sie hierher geführt hat, ist gelöst ... einfach so ... und wenn das so schnell ginge, wäre das ja wirklich ein Wunder! ..."

Normalerweise rechnen wir – auch nachts nicht – mit einem Wunder, daher ist es nötig zu erläutern, was damit gemeint ist. Eine Spezifizierung liefern wir mit „*alles, was* Sie hierher geführt hat". Das Wort „alles" ist unspezifisch und erlaubt der KlientIn, auch Themen, die sie bisher noch nicht genannt hat, mit einzubeziehen. Die Erläuterung „was, Sie hierher geführt hat" ist spezifisch und bezieht sich auf alle von der KlientIn genannten Themen. Die Kombination von beiden Wörtern bewirkt Öffnung bei gleichzeitiger Beschränkung. Wird nur das Wort „alles" verwendet, so wird die KlientIn ermutigt, unrealistische Antworten zu geben. Wird das Wunder zu sehr eingeschränkt, z. B. durch „und das Wunder wäre, Ihr Angstproblem ist gelöst", so bezieht sich das Wunder auf dieses erwähnte Problem und generalisiert sich nicht auf die Gesamtsituation. Wir müssten für jedes neue Problem wieder die Wunderfrage stellen. Die Kombination „*alles, was* Sie" erlaubt genügend Spezifizierung bei gleichzeitiger Einbeziehung der Gesamtsituation. Tauchen später wieder Probleme auf, so kann an das *eine* Wunder erinnert werden:

- Was haben Sie vergessen?
- Erinnern Sie sich an das Wunder! Woran können Sie bemerken, dass es bereits geschehen ist?

Im *einen* Wunder sind alle Wunder enthalten.

> Das Wunder besteht aus einem „Blumenstrauß neuer Möglichkeiten" und kann bei veränderter Situation ständig erweitert werden. Bezüglich neuer Probleme ist das Wunder nicht anders, sondern es kommen nur weitere Aspekte hinzu.

So gibt es keine Wunderhierarchie, sondern nur *ein* Wunder, das alles umfasst.

5. Aufwachen am nächsten Morgen

„... Jetzt wachen Sie morgen früh wieder auf ... und niemand sagt Ihnen, *dass* ein Wunder passiert ist ... woran könnten Sie *bemerken, dass* es passiert ist? ... ..."

Die Erwähnung, dass niemand *sagt*, das Wunder ist geschehen, beugt dem vor, dass die Klientin antwortet: „Es *sagt* mir jemand, dass das Wunder geschehen ist." Das Wort „bemerken" ist hier günstig, weil es unspezifisch ist. Das Wort „spüren" z. B. würde zu sehr auf kinästhetische Wahrnehmung fokussieren und einschränken. Es ist von Vorteil, wenn die KlientIn Verhalten benennt, denn dieses lässt sich ausführen. Sie selbst kann dann aktiv werden. Auf Gefühlsveränderungen hat sie weniger Einfluss.

6. Unterschiede nach dem Wunder

„... Was wäre anders? ... ... Und was wäre noch anders? ... ... Gibt es etwas, was Sie dann anders tun? ... ... oder tauchen neue Gedanken auf? ... ... oder empfinden Sie anders? ... ... Vielleicht bemerken Sie das Wunder ja auch noch nicht beim Aufwachen, *wann* ist dann der erste Zeitpunkt, an dem Sie es bemerken könnten? ... ... Und woran? ... Und was wäre noch anders? ..."

Zunächst wird unspezifisch gefragt, was nach dem Wunder anders ist, dies lässt der KlientIn den größtmöglichen Spielraum. Wenn die Wunderfrage verdeckt gestellt wird, also die KlientIn Ihre Antworten nicht laut gibt, so können nach einiger Zeit auch spezifische Fragen eingestreut werden: „... Was tun Sie anders? ... ... oder tauchen neue Gedanken auf? ... ... oder empfinden Sie anders? ..."

Wichtig ist wieder, dass die Fragen mit „oder" verbunden werden, denn es müssen nicht alle Unterschiede auftauchen. Bei unpassenden Fragen könnte die KlientIn aus der Wundertrance herausfallen.

> Es ist wichtig, auf die suggestiven Wirkungen und Implikationen der verwendeten Wörter zu achten, um eine Ja-Haltung bei der KlientIn zu erreichen, sodass sie in der „Wundertrance" bleibt.

7. Kontext des Wunders

Der folgende Teil der Wunderfrage beschäftigt sich mit den Reaktionen anderer auf das Wunder der KlientIn. Während die KlientIn bisher nur eigene Veränderungen erwähnte, kommt jetzt der Kontext, in dem sich das Wunder ereignet, ins Spiel.

„... Bemerkt jemand *außer* Ihnen das Wunder? ... Und wer? ... Woran? ... ... Und was vermuten Sie, wie er oder sie auf Ihr Wunder reagiert? ... ..."

Dies ist ein sehr relevanter Schritt im Veränderungsprozess. Hier wird die KlientIn mit der sie umgebenden „Realität" konfrontiert.

> Das Wunder soll kein Luftschloss werden. Daher ist es wichtig, dass die Reaktionen der Umwelt der KlientIn mitberücksichtigt werden. Hier kann sich auch der Gewinn der bisherigen Nichtlösung des Problems[24] zeigen.

8. Erinnerung an das Wunder

„… Jetzt ist für Sie aber das *Wunder* geschehen … *wie* reagieren Sie *jetzt* darauf? … …"

Andere Personen könnten, falls sie die Veränderungen bei der KlientIn wahrnehmen, in einer für sie unangenehmen Weise reagieren. Daher ist es wichtig zu prüfen, ob die KlientIn mit dieser Reaktion umgehen kann. An dieser Stelle wird häufig das Wunder vergessen, daher sollte hier daran erinnert werden.

> Das Wunder im Auge zu behalten und an es zu erinnern ist eine der wichtigsten Aufgaben für die BeraterIn.

9. Reaktionen anderer Personen, neue Situationen, Ereignisse und Alternativen

„… Bemerkt noch jemand das Wunder? … Wer? … Woran? … Was vermuten Sie, wie er oder sie reagiert? … … Jetzt ist für Sie jedoch das *Wunder* geschehen … Wie reagieren Sie dann auf seine oder ihre Reaktion? Vielleicht anders als zuvor? … … Und was ist noch anders nach dem Wunder? … … daheim … … bei der Arbeit … … … mit Bekannten … Freunden … oder Verwandten … …"

Hier kann so lange gefragt werden, bis die KlientIn die ihr wichtigsten Personen genannt hat, die das Wunder bemerken. Es können auch solche Personen erwähnt werden, zu denen die KlientIn sich loyal verhält, solange sie ihr Problem nicht löst. Hier gilt es, einen Weg zu finden, das Problem zu lösen und die Beziehung zu diesen Personen aufrechtzuerhalten.

Eine meiner KlientInnen wollte einen Beruf ergreifen, den sie sehr liebte. Beim Studium fiel sie durch die Prüfung durch, obwohl sie viel gelernt hatte und den Stoff gut beherrschte. Ihre Mutter konnte den-

---

24 In der Psychoanalyse wird dies häufig der sekundäre Krankheitsgewinn genannt.

selben Beruf nicht ausüben, da sie mit der KlientIn schwanger war. Das Nichtbestehen der Prüfung kann als eine Loyalität zur Mutter gesehen werden. Erst die Vorstellung, dass die Mutter sich mitfreut, wenn die KlientIn den Beruf ausüben kann, half ihr, die Prüfung zu bestehen. Durch die Mitfreude der Mutter erlebte sich die KlientIn auf neue Weise mit ihr verbunden.

Nicht immer erinnern sich die KlientInnen an alle Personen, zu denen sie sich loyal verhalten. An diesen Stellen können Systemische Strukturaufstellungen helfen. Durch sie lassen sich vergessene Kontextfaktoren aufzuspüren.

Häufig ergänze ich auch folgende Fragen:

- Werden Sie jemandem unähnlicher nach dem Wunder? Oder
- Gibt es jemanden, der ein ähnliches Ziel hatte und es nicht erreicht hat?

Diese Ergänzungen helfen, solche Loyalitäten aufzuspüren.

Zum Kontext gehören außer Personen auch Situationen oder Ereignisse, die nach dem Wunder möglich werden. Manchmal liegt in der Zukunft ein Ereignis, das für die KlientIn schwierig ist und sie durch die Nichtlösung des Problems vermeiden möchte. Erst wenn sie Ideen hat, mit diesem für sie schwierigen Ereignis umzugehen, ist für sie der Weg in die Zukunft frei.

10. Zurückkommen und systemische Abschlussfrage

„… Sie können langsam wieder in diesen Raum zurückkommen … Lassen Sie sich Zeit … Wer möchte, kann beginnen, von seinem Wunder zu erzählen!"

Wenn die Wunderfrage als Gruppentrance durchgeführt wird, ist es wichtig, alle TeilnehmerInnen wieder in den gegenwärtigen Gruppenraum zurückzuholen und einzuladen, die verschiedenen Wunder zu berichten. Während dies geschieht, sollten die unterschiedlichen Wunder miteinander verbunden werden. Dies kann z. B. mit folgenden Fragen geschehen:

- Wenn zuerst das Wunder von Herr X geschieht, wie reagieren *Sie* darauf?
- Angenommen, Frau Y macht … Jetzt ist aber Ihr Wunder geschehen, wie reagieren Sie darauf?

Im Einzelsetting wird als Abschlussintervention folgende Frage gestellt:

• Gibt es noch etwas, das ich vergessen habe zu fragen oder das Sie noch gerne hinzugefügt hätten, ehe wir jetzt eine Pause machen?

Diese Frage gibt die Verantwortung für den Prozess an die KlientIn zurück. Sie kann hier nennen, was ihr noch wichtig ist und was die bisher gestellten Fragen noch nicht berührt haben.

Sie sehen, dass die bei der Wunderfrage verwendeten Wörter und Teile alle relevant sind und fast nichts weggelassen werden kann. Steve de Shazer und sein Team haben die Frage so komprimiert, dass sie auf das Wesentliche reduziert ist. In der Tabelle nochmals als Überblick die Unterschiede zwischen Ziel und Wunder.

Ziel	Wunder
punktuell	Beschreibung einer Lebensform
kann mit sozial Erwünschtem verwechselt werden	Es zeigen sich Realisationen eigener Bedürfnisse.
kann mit Wunscherfüllung verwechselt werden.	realistisch durch Alltagseinbettung
Beschreibung aus der Problemsituation	Beschreibung in der Lösungssituation
hypothetischer Konjunktiv	aramäischer Modus
KlientIn ist getrennt von der Lösung	KlientIn erlebt die Lösung bereits
mühevoller Weg zur Lösung	Lösung als Geschenk
erreichbar durch Handlung	erreichbar durch „Erinnerung aus der Zukunft"

Tab.: Unterschiede von Ziel und Wunder

Schritt 5: Frage nach Ausnahmen und Skalierungsfragen
Während mit Schritt 3 und 4 Lösungen für die Zukunft konstruiert wurden, helfen Fragen nach *Ausnahmen vom Problem*, Lösungen in der Gegenwart und Vergangenheit zu finden. Solche Fragen nach Ausnahmen können z. B. in folgender Form gestellt werden:

- Gibt es Zeiten, in denen Ihr Problem nicht auftritt?
- Können Sie sich an Zeiten erinnern, in denen Sie bereits Ihr Ziel erreicht hatten?
- Hatten Sie schon einmal Teile Ihres Ziels erreicht?
- Können Sie sich an eine Zeit erinnern, in denen das Wunder schon einmal eingetreten war? Oder Teile des Wunders eingetreten waren?
- Wann?

Fragen nach Ausnahmen sollten immer mit Fragen nach Unterschieden kombiniert werden:

- Was war damals anders?
- Wie haben Sie das damals gemacht?
- Was war in den damaligen Situationen anders?

Die Unterschiede geben Hinweise auf Aspekte, die, wenn sie jetzt berücksichtigt werden, das Verhältnis von Problem- und Lösungssituationen zugunsten der Lösungen verändern. Auf diese Weise werden die Ausnahmesituationen zur Konstruktion neuer Lösungen nutzbar gemacht (Utilisation von Ausnahmen).

Übung 11:

Nehmen Sie nochmals Ihr Anliegen aus Übung 10 her und beantworten Sie die Fragen:

- Können Sie sich an Situationen erinnern, in denen Ihr Wunder bereits eingetreten war?
- Sind schon einmal Teile Ihres Wunders in der Vergangenheit eingetreten?
- Wann?
- Was war in diesen Situationen anders als heute?
- Was haben Sie damals anders gemacht?
- Wie kam das?

Überlegen Sie sich, ob von den genannten Unterschieden einige hilfreich dafür sind, ihre jetzige Situation zu verbessern.

Die Fragen nach Ausnahmen können nach der Zielklärung gestellt werden oder nach der Wunderfrage. In der Literatur zur SFT wird im Allgemeinen Ersteres vorgeschlagen. Ausnahmefragen nach der Wunderfrage zu stellen hat den Vorteil, dass durch die Beantwortung das

Wunder näherrückt (es haben ja bereits Teile davon in der Vergangenheit stattgefunden) und die Antworten auf die Wunderfrage relevanter sind für das, was die KlientIn eigentlich will, als etwa Antworten auf Fragen nach dem Ziel.

Ausnahmen können auch gefunden werden, wenn die KlientIn ihr Anliegen darstellt. Der Problembeschreibung der KlientIn kann die BeraterIn zuhören, indem sie auf Aspekte der Lösung achtet und da, wo sie solche entdeckt, sie hervorhebt. Die KlientIn erhält auf diese Weise eine doppelte Beschreibung ihrer Situation: ihre Problembeschreibung und die gefundenen Ausnahmen, die Lösungsaspekte beinhalten. Doppelte Beschreibungen sind die Grundlage für Veränderungen. Erst wenn etwas anders auftaucht, kann ein Motiv entstehen, dorthin zu gelangen. Doppelte Beschreibungen lassen ein Motiv entstehen bzw. verstärken Motive zur Veränderung.

Die Lösungsfokussierung als Ganzes kann auch als eine doppelte Beschreibung zur Problembeschreibung gesehen werden. Sie verstärkt das Motiv zur Veränderung in Richtung des Wunders. Der Beginn einer doppelten Beschreibung liegt in der Mehrdeutigkeit von Wörtern bzw. Worten und Wahrnehmung.

Ausnahmen von Problemen zeigen: Es gibt Lösungen.

Je nachdem, auf welchen Teil der Situation wir den Fokus lenken, erleben wir die Situation als Problem oder als Lösung. Lösungen werden in Problemzeiten im Allgemeinen ausgeblendet. Daher ist es sehr hilfreich, sie wiederzuentdecken.

Die Unterschiede zwischen Lösungs- und Problemsituationen geben Hinweise auf wichtige Bestandteile zur Konstruktion neuer Lösungen.

Daher ist es wichtig, dass Zeiten gefunden werden, in denen das Problem nicht da war bzw. ist, zu eruieren, was in diesen Situationen anders war oder ist. Für die Konstruktion neuer Lösungen gibt es nützliche und unbrauchbare Unterschiede. Nützliche Unterschiede sind solche,

- auf die wir Einfluss haben und die
- mit dem Ziel verbunden sind.

Einmalige oder nicht bzw. wenig beeinflussbare Ereignisse sind ungünstig für die Konstruktion von Lösungen. Falls sich z. B. jemand immer gut fühlt, wenn die Großmutter zu Besuch kommt, so ist der Besuch der Großmutter kein nützlicher Unterschied, da die KlientIn nicht veranlassen kann, dass die Großmutter ständig zu Besuch kommt. Der Besuch der Großmutter könnte jedoch auch als Hinweis dafür genommen werden, dass „Kontakt" ein wesentlicher Unterschied in Lösungssituationen ist. Findet man weitere Beispiele für Zustandverbesserungen durch Kontakt, so wäre „Kontakt" ein nützlicher Unterschied zur Konstruktion weiterer Lösungssituationen.

Der Unterschied muss mit dem Ziel verbunden werden können. So können z. B. Ferienzeiten eine Ausnahme darstellen. Wenn das Ziel jedoch ist, sich bei der Arbeit wohlzufühlen, ist dieser Unterschied nicht mit dem Ziel verbunden. Ein anderes Beispiel ist, wenn eine geliebte Person gestorben ist, so sind Ausnahmen in der Zeit, wo diese Person noch lebte, keine nützlichen Unterschiede. Das Ziel ist, nach dem Tod dieser Person auch wieder glücklich werden zu können. Also brauchen wir Ausnahmen in der Zeit nach dem Tod der Person.

> Wenn es Ausnahmen vom Problem gibt, sind auch die Ressourcen da, diese zu konstruieren.

Das Finden von Ausnahmen ist auch deshalb hilfreich, da die KlientIn merkt: Sie hat die Fähigkeit, ihr Ziel zu erreichen. Sollte die KlientIn entgegnen, dass die Ausnahmen jedes Mal nur auf Glück beruhten, könnte sie gefragt werden:

• Wie schaffen Sie es, so viel Glück zu haben?

> Die Analyse einer Problemsituation hilft zu erkennen, was wir zur Konstruktion dieser Situation als Problem beigetragen haben.

Dies erweitert das Verständnis für das eigene Handeln und kann dabei unterstützen, sich leichter vom Problem zu lösen. Ungelöste Fragen an die Problemsituation verfestigen oft die Anhaftung an diese Situation.

> Das Problem ist hilfreich als Motivation, den gegenwärtigen Zustand bzw. die gegenwärtige Situation zu ändern.

Jede Veränderung setzt ein Motiv voraus. In diesem Sinne sind Probleme Anstöße für Veränderungen. Über den Leidensdruck entsteht eine Motivation, „weg vom Problem" zu kommen. Das lösungsfokussierte Vorgehen motiviert über die Sehnsucht nach der Lösung. So entsteht eine Motivation „hin zur Lösung".

> Die Analyse von Problemen hilft, vom Problem „Abschied zu nehmen". Die Analyse von Lösungssituationen hilft, neue Lösungen zu konstruieren.

Gleich in die Lösungsrichtung zu gehen kann also manchmal zu schnell sein, wenn das Klärungsbedürfnis bezüglich der Problemsituation noch sehr stark ist. Die Frage „Warum?" weist auf dieses Bedürfnis hin. Zum Umgang mit der Frage „Warum?" sagte Steve de Shazer: „The only possible answer to the question ‚Why?' is ‚Why not?'."[25]

Systemisch kann der Frage „Warum?" (fragt nach den Ursachen) mit der Frage „Wozu?" (fragt nach dem Zweck) oder „In welchem Kontext hat das Problem Sinn?" begegnet werden. Mit diesen Fragen wird das Problem utilisiert.

Steve de Shazer reagierte auf Problemerzählungen von KlientInnen gelangweilt, was sie schnell entmutigte weiterzuerzählen. Er wies darauf hin, dass Interesse an Problemen diese verstärkt.

Im lösungsfokussierten Vorgehen sprechen wir bei KlientInnen, die am Problem anhaften oder die Wunderfrage nicht beantworten können, also das Stattdessen völlig unklar ist, von „Besuchern" (siehe weiter unten, Schritt 8). Im lösungsfokussierten Ansatz wird mit Besuchern freundlich ein Gespräch geführt und abgewartet, bis sie sich entschieden haben, was sie möchten. Abwarten und Schweigen sind wirksam, da durch dieses Verhalten die Aktivität wieder an die KlientIn zurückgegeben wird. So führt die BeraterIn aus der Position „from one step behind the client". Dieses Prinzip hilft, bei der KlientIn keinen Widerstand auszulösen. Da, wo die Richtung der Veränderung unklar ist, wo die KlientIn noch keine Veränderung möchte, passt sich die BeraterIn an (Pacing), indem sie nicht drängt, sondern abwartet.

25 „Die einzig mögliche Antwort auf die Frage ‚Warum?' ist ‚Warum nicht?'."

> Pacing ist ein zentrales Prinzip des lösungsfokussierten Ansatzes. Es betrifft die Sprache der KlientIn, ihr Weltmodell und ihr Verhalten sowie die Konstruktion von Vorschlägen und Experimenten am Ende des Erstinterviews.

Letzteres wird ausführlich in Schritt 8 besprochen. Das Pacing des Weltmodells der KlientIn zeigt sich z. B. darin, dass keine Diagnosen gestellt werden. Das, was die KlientIn äußert, wird nicht angezweifelt, sondern übernommen, und es wird so lange weitergefragt, bis die Konsequenzen sichtbar werden.

Steve de Shazer notierte sich häufig die Ausdrücke der jeweiligen KlientIn. So konnte er ihre Sprache sprechen, ohne wissen zu müssen, was die sprachlichen Ausdrücke der KlientIn genau für sie heißen. Er ging davon aus, dass wir nicht wissen können, was jemand ganz genau meint, wenn er etwas äußert. Wir können maximal „nützliche Missverständnisse" erzeugen. Um das Problem des Verstehens zu lösen, führte Steve de Shazer Skalen ein. Skalen geben die Möglichkeit, über Unterschiede zu kommunizieren.

> „Skalen können sowohl dazu dienen etwas präziser wie auch etwas vager zu machen" (Steve de Shazer).

Präziser wird etwas, da es auf einer Skala im Verhältnis zu einem Begriff dargestellt wird. Gleichzeitig können und brauchen wir nicht wissen, was die jeweiligen Zahlen auf der Skala inhaltlich bedeuten, der Inhalt bleibt vage. Wir können wissen, dass z. B. 3 besser ist als 2, wenn 10 das Wunder bedeutet und 0 für den Zeitpunkt der Terminvereinbarung steht. Wir wissen jedoch nicht, was 3 dann inhaltlich bedeutet.

> „Wir können verstehen, was ‚besser' heißt, ohne zu wissen, was ‚gut' heißt" (Steve de Shazer).

Diese Aussage Steve des Shazers zeigt, wie wir, ohne deuten und verstehen zu müssen, miteinander sprechen können. Wenn wir mit KlientInnen über Verbesserungen sprechen, sprechen wir über Vergleichswerte und nicht über absolute Zustände. Unterschiede bilden hier die Basis des Sprechens.

Die Arbeit mit Skalen ermöglicht es auch, ohne Inhalte, rein syntaktisch und damit ohne Interpretation zu arbeiten. Wie sehr Steve de Shazer Interpretationen ablehnte, zeigt folgender Ausspruch von ihm: „If you find an interpretation, take an aspirin, sit down in the next corner and wait until the attack is over."[26]

Interpretationen widersprechen sich für Steve de Shazer mit genauem Zuhören: „I cannot listen and think at the same time".[27]

Es können unterschiedliche Skalen angewendet werden. Häufig werden Skalen von 0 bis 10 verwendet, z. B.:

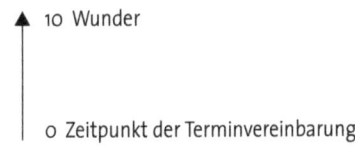

Abb. 2

In einem Kontext, in dem „sehr gutes Befinden" außerhalb des Vorstellungsvermögens der KlientIn liegt, ist es besser, mit Skalen von -10 bis 0 zu arbeiten, z. B:

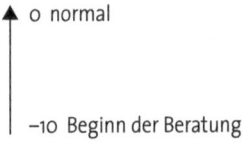

Abb. 3

Es ist günstig, die Skala an einem willkürlichen Punkt beginnen zu lassen und nicht an einem absoluten Nullpunkt. So täuscht z. B. „Da, wo es Ihnen am schlechtesten ging" vor, dass dies der ungünstigste Wert ist. Die Skalenwerte spiegeln subjektives Befinden wider, daher sollte hier keine Objektivität vorgetäuscht werden. Wenn jemand bei 2 ist, kann dies bedeuten, es geht ihm *etwas* besser als bei 1. Ein Klient von mir, mit dem Steve de Shazer eine Sitzung machte, verwendete jedoch

26 „Wenn du eine Interpretation findest, nimm eine Aspirin, setz dich in die nächste Ecke, und warte, bis der Anfall vorbei ist."
27 „Ich kann nicht gleichzeitig zuhören und denken."

einmal eine solche Skala multiplikativ: „2 ist für mich das Doppelte von 1. Und der Schritt von 0 auf 1 ist der größte, er ist der Schritt aus dem Nichts in etwas."

Er hatte recht mit seiner Beschreibung. Wir können den Skalenwerten nicht ansehen, wie sie verwendet werden, außer wir fragen danach. Was eine 2 bedeutet, können wir nicht wissen, wir wissen nur, dass 2 besser als 1 ist.

Skalen finden im lösungsfokussierten Ansatz sehr **unterschiedliche Verwendung.** Hier einige Beispiele:

Sie können helfen z. B.:

- bei der Erarbeitung von detaillierten Schritten auf das Ziel hin: „Woran merken Sie, dass Sie einen Schritt weiter auf der Skala sind?";
- beim Vergleich von Ausnahmesituationen: „Was war das Nächste zu 10, das sie bisher erreicht haben? Was war in dieser Situation anders als jetzt?";
- beim Entdecken von „wundernahen" Zuständen in der Vergangenheit: „Gab es schon einmal Situationen in der Vergangenheit, in denen das Wunder eintrat?", „Traten in der Vergangenheit schon einmal Teile des Wunders auf?", „Was war in diesen Situationen anders als jetzt?";
- beim Vergleich unterschiedlicher Darstellungen der gleichen Situation: „Wo auf einer Skala von ‚0 als Zeitpunkt der Terminvereinbarung' bis ‚10 als Zeitpunkt des Wunders' schätzen Sie sich ein?" (an alle GesprächsteilnehmerInnen), „Was sieht A, das gut läuft, was B übersehen hat?" (wenn A einen höheren Skalenwert hat);
- bei Einschätzung der Motivation der KlientIn: „Wenn ich Ihnen jetzt einen Vorschlag für ein Experiment mache und Ihnen versichere, dass dieser Vorschlag ethisch akzeptabel ist und Sie in der Lage sind, ihn zu realisieren: Wo auf einer Skala von 0 bis 10 schätzen Sie sich ein, wenn 0 für ‚Ich rühre keinen müden Finger, was auch immer vorgeschlagen wird' steht und 10 für ‚Ich mache alles im Himmel und auf Erden, solange das Experiment nicht unmoralisch und kriminell zur gleichen Zeit ist'?";
- bei Einschätzung von Verbesserungen: „Auf einer Skala von 0 bis 10, wenn 0 für den Zeitpunkt steht, an dem Sie sich für eine The-

rapie entschieden haben, und 10 für das Wunder steht, wo befinden Sie sich jetzt auf dieser Skala?" – Falls die KlientIn einen Wert höher als 0 nennt: „Wie haben Sie das geschafft?";
- bei der Erarbeitung von nächsten Schritten und ihrer Details in den Folgesitzungen: „Woran merken Sie, dass Sie einen Wert höher auf der Skala sind?", „Was ist anders bei …?", „Was ist noch anders?"

Wie hilfreich Skalen sein können, mag folgendes *Beispiel* erläutern:

Ich hatte eine KlientIn, die die Folgesitzungen immer eröffnete, indem sie auf die Frage nach Verbesserungen aufzählte, was alles noch nicht lief. Sie vermittelte mir damit den Eindruck, dass ihr die Sitzungen wenig halfen. So fragte ich sie in der vierten Sitzung: „Ich habe den Eindruck, dass die Sitzungen für Sie nicht hilfreich sind?" Sie sah mich erstaunt an. „Auf einer Skala von 0 bis 10, wenn 0 für den Zeitpunkt steht, an dem Sie die Therapie begonnen haben, und 10 für das Wunder, wo auf dieser Skala sind Sie jetzt?" Sie antwortete: „Auf 7." Nun war ich erstaunt. „Was zeigt Ihnen, dass Sie bereits auf 7 sind?" Nun bekam ich viele Verbesserungen genannt. „Wie haben Sie das geschafft?" Sie begann zu erzählen, was Sie bereits von dem in den Stunden Erarbeiteten alles umgesetzt hatte.

Ich hatte ihre Eröffnung falsch interpretiert als „Es hat sich nichts günstig verändert". Mit den anfänglich aufgezählten Problemen wollte sie jedoch mir nur sagen, dass wir noch nicht fertig sind mit der Therapie und es noch etwas zu tun gibt. Skalen helfen hier, die gegenwärtige Situation wieder in Bezug auf Ausgangspunkt und Ziel einschätzen zu können.

Übung 12:

Nachdem Sie in Übung 3 bis 11 bezüglich Ihres Anliegens geklärt haben, wohin es gehen soll und was Sie davon in der Vergangenheit bereits erreicht haben, wo auf einer Skala von 0 bis 10, wenn 0 für den Zeitpunkt steht, an dem Sie sich entschlossen hatten, die Übungen durchzuführen, und 10 für Ihr Wunder steht, wo schätzen Sie, dass Sie jetzt auf dieser Skala sind. – Was war hilfreich für Sie, auf diesen Wert zu kommen? – Woran bemerken Sie, dass Sie einen Punktwert höher sind? – Was wäre dort anders?

Das lösungsfokussierte Interview kann mit der systemischen Abschlussfrage beendet werden:

- Gibt es noch etwas, was Sie sagen möchten und noch nicht erwähnt haben und was ich vergessen habe zu fragen?

Da das lösungsfokussierte Fragen die Inhalte des Gesprächs sehr stark bestimmt, ist es wichtig, auf diese Weise der KlientIn Raum zu geben, das zu ergänzen, was sie noch mitteilen möchte. Steve de Shazer stellte diese Frage meist auf folgende Weise: „Is there anything you still would like to tell me, or I was to dumb to ask?"[28]

Die angegebene **Schrittreihenfolge** ist von Vorteil, muss jedoch nicht eingehalten werden. Wird die Kontextklärung am Anfang nicht durchgeführt, so können z. B. auch über den Kontext des Wunders die Ziele von Auftraggeber und Überweisendem geklärt werden. Wenn die KlientIn ihr Anliegen sehr verwirrt schildert, ist es günstig, über die Wunderfrage zu klären, was ihr eigentliches Ziel ist. Die Zielklärung kann also als eigener Schritt entfallen und stattdessen über die Wunderfrage erfolgen. Wenn bei der Zielklärung die Zielbeschreibung in einer Form gegeben wird, die der des Wunders gleicht, kann auch auf die Wunderfrage verzichtet werden. Wenn die KlientIn sich bereits im Wunderzustand befindet, muss die Tranceinduktion in den Zustand des Wunders nicht mehr gegeben werden. Es kann dann gleich nach den Veränderungen und den Reaktionen der Umwelt gefragt werden. Es empfiehlt sich, die Fragen nach vergangenen Ausnahmen dann zu stellen, wenn klar ist, was die KlientIn wirklich will.

3.2 Pause, wertschätzende Beobachtungen und Experiment

Nachdem geklärt ist, was die KlientIn will, und Lösungen in der Zukunft und Vergangenheit konstruiert wurden, gibt es für die KlientIn eine Pause. Diese kann sie dazu nutzen, das Gespräch auf sich wirken zu lassen. Die BeraterIn setzt sich mit ihrem Team (in Milwaukee immer hinter dem Einwegspiegel) zusammen oder macht einen „Spazier-

---

28 „Gibt es noch irgendetwas, was Sie mir erzählen möchten oder das zu fragen ich zu blöd war?"

gang", um das Gehörte zu überdenken. Dies erlaubt es, sich während des Gesprächs auf das Zuhören zu konzentrieren und die Hypothesenbildung sowie die Erarbeitung von Vorschlägen auf die Pause zu verlagern. Der KlientIn ermöglicht die Pause, ihren eigenen Suchprozessen zu folgen und die Neugier auf die Aufgabe zu erhöhen.

Schritt 6: Pause und Teambesprechung

Im Team nennen zunächst alle, was sie an Ressourcen und Fähigkeiten bei der KlientIn entdeckt haben. Dadurch wird für das Gespräch eine äußerst wertschätzende Haltung für die KlientIn aufgebaut. Diese ist z. B. sehr gegensätzlich zu ärztlichen Teambesprechungen, in denen durch Verteilung von Diagnosen die PatientInnen als Krankheiten (z. B. „der Bilddarm auf Zimmer 5") gesehen werden und nur auf ihre Schwächen und Defizite geachtet wird. Die Vorgehensweise der Teambesprechung am BFTC in Milwaukee legt einen Rahmen fest, in dem Wertschätzung für die KlientIn vermehrt wird. Da wir im Gespräch unsere Wirklichkeit konstruieren, entsteht durch die lösungsfokussierte Gesprächsführung Wertschätzung für die KlientIn, die ihr dann nach der Pause in Form von wertschätzenden Beobachtungen mitgeteilt wird.

Schritt 7: Wertschätzende Beobachtungen[29]

Hierzu gehört alles, was wir an der KlientIn schätzen können, z. B. den Mut, dass sie trotz ihrer Hoffnungslosigkeit die Therapie begonnen hat, oder ihr Durchhaltevermögen trotz häufiger Schicksalsschläge, ihre Fähigkeit, sich aus schwierigen Situationen zu befreien, ihre Willenskraft, trotz Misserfolgen weiterzukämpfen, ihr Mut, sich für andere einzusetzen, ihr ernsthaftes Bemühen um die Sache usw. Aus all den vom Team gefundenen Beobachtungen werden zwei bis drei ausgewählt und nach der Pause von der BeraterIn an die KlientIn überbracht. Die wertschätzenden Beobachtungen bilden den Rahmen für eine Botschaft oder ein Experiment. Sie versetzen die KlientIn in eine Ja-Haltung, in der dann der folgende Vorschlag leichter angenommen werden kann.

---

29 In der lösungsfokussierten Literatur ist an dieser Stelle von Komplimenten die Rede. Vgl. Anmerkung 8.

Schritt 8: Botschaft und Vorschlag zu einem Experiment
Als Nächstes überlegt sich das Team eine Botschaft an die KlientIn,
die auch in Form einer Metapher gegeben werden kann:

- Ihre Situation erinnerte das Team an einen Fall … Damals war für
  die KlientIn … sehr hilfreich. Vielleicht kann das auch für Sie
  nützlich sein.
- Das Team war sehr beeindruckt von Ihrer Fähigkeit … Das Team
  hat den Eindruck, Sie könnten diese Fähigkeit zu … nutzen.

Bislang hat die BeraterIn der KlientIn in erster Linie zugehört und Fragen gestellt. An dieser Stelle kann sie nun auch eigene hilfreiche Ideen
einbringen.

Es kann zusätzlich ein Experiment vorgeschlagen werden. In zahlreichen Untersuchungen konnte das Team von Milwaukee zeigen, dass
das Äußern von wertschätzenden Beobachtungen für den Verlauf einer
lösungsfokussierten Beratung (Therapie/Mediation) entscheidend ist,
nicht jedoch der Vorschlag eines Experiments. Wird ein Experiment
angeregt, so wird die Anzahl der lösungsfokussierten Sitzungen im
Durchschnitt um *eine* Sitzung verkürzt. Was jedoch relevant ist, ist,
dass das Experiment für die KlientIn passend ist. Falls man sich über
das Experiment unklar ist, ist es günstiger, es wegzulassen. In der lösungsfokussierten Literatur finden wir statt *Experiment* den Begriff
task. Ihn mit *Aufgabe* zu übersetzen möchte ich hier jedoch vermeiden,
da *Aufgabe* im Deutschen an *Hausaufgabe* erinnert und so ungünstige
Assoziationen auslösen kann. Daher spreche ich hier lieber von *Experiment* oder *Vorschlag*.

Wie wird nun ein Experiment passend konstruiert? Hierzu hat das
Team von Milwaukee **Kategorien der Interaktion** zwischen BeraterIn
und KlientIn entwickelt: *Besucher, Klagender, Kunde*. So kann z. B. ein
unterschiedliches Stellen der Wunderfrage bei der gleichen KlientIn
jeweils andere Reaktionen hervorrufen. Das Experiment wird nun passend dazu entwickelt. Die *Interaktionskategorien* wurden häufig fälsch-
licherweise als Diagnosen für die KlientIn gedeutet. Richtig verstanden,
bilden sie jedoch ein hervorragendes Instrument zur passenden Konstruktion von Experimenten. Für die drei Interaktionskategorien lassen
sich drei Experimenttypen unterscheiden: Standardaufgaben, Beobach-
tungs- und Einschätzaufgaben sowie Handlungsaufgaben.

Die Kategorie **Besucher** beschreibt eine Interaktion zwischen BeraterIn und KlientIn, bei der die KlientIn die Wunderfrage nicht beantworten kann. Sie schildert ihr Anliegen ohne Ziel oder nennt verschiedene einander widersprechende Ziele. Es wird in der verbalen Interaktion keine gewünschte Ausrichtung sichtbar. Da keine Ausrichtung erkennbar ist, ist es wichtig, keine Handlungsaufgabe zu geben, da ohne Ziel Handlungen keinen Sinn ergeben. Es sollte entweder kein Experiment vorgeschlagen werden und höchstens die Beantwortung der Frage

- Was ist im Moment gut, was darf so bleiben?

mit auf den Weg gegeben werden. Diese *Standardaufgabe* hilft der *BesucherIn*, Ideen für Ziele zu gewinnen. So wird sie zu einer *Klagenden*.

> **Übung 13:**
> Überlegen Sie sich, was für Sie im Moment gut läuft und so bleiben kann.
> Beobachten Sie die Wirkung dieser Übung auf sich selbst.

Die Kategorie **Klagender** zeichnet sich dadurch aus, dass die KlientIn als Antwort auf die Wunderfrage veränderte Gefühle und Empfindungen angibt sowie verändertes Verhalten ihrer Umwelt oder eintretende Ereignisse. Eine *Klagende* verhält sich gegenüber der BeraterIn wie jemand, der seine Situation nicht beeinflussen kann. Daher können ihr nur *Beobachtungs-* (B) und *Einschätzaufgaben* (E) gegeben werden. Beide Aufgabentypen sind als Experimente zu verstehen bzw. werden der KlientIn gegenüber so deklariert. *Handlungsaufgaben* haben für *Klagende* keinen Sinn, da die *Klagende* meint, dass sie keinen Einfluss auf ihre Umwelt hat. Beispiele für Beobachtungs- und Einschätzaufgaben sind:

- (B:) Beobachten Sie, wann Sie Freude (Energie, Wohlbefinden ...) spüren, und notieren Sie sich die jeweiligen Situationen.
- (B:) Beobachten Sie, wann Ihr Arbeitgeber sich so verhält, wie Sie es sich wünschen. Notieren Sie sich die Situationen. Was machen Sie jeweils anders?
- (E:) Stellen Sich, bevor Sie einschlafen, vor, wie der nächste Tag verlaufen würde, wenn es ein Wundertag wäre. Schätzen Sie auf

einer Skala von 0 bis 10 ein, wenn 0 für die erste Terminvereinbarung steht und 10 für das Wunder, wo Sie auf der Skala am
nächsten Tag sein werden, und notieren Sie sich das. Am nächsten
Abend schätzen Sie ein, auf welchem Wert Sie an diesem Tag gewesen sind, und schätzen anschließend den nächsten Tag ein,
nachdem Sie sich genau vorgestellt haben, wie der morgige Wundertag aussieht. Auf diese Weise erhalten Sie für jeden Tag einen
Schätzwert und einen realen Wert.

- (E:) Schätzen Sie jeweils am Abend ein, wie häufig Ihr Symptom
  am nächsten Tag auftritt.
- (E:) Raten Sie, ob Sie am nächsten Tag Energie haben, und schät-
  zen sie deren Höhe auf einer Skala von 0 bis 10 ein. Überprüfen
  Sie am Abend Ihren Schätzwert, und notieren Sie sich beide Werte,
  Schätzwert und realen Wert.

Die Beobachtungs- und Einschätzaufgaben helfen der KlientIn, Ideen
für Handlungen zu bekommen. Tage, an denen das Gewünschte zufällig auftritt, zeigen anhand ihrer Unterschiede zu den Problemtagen,
was nützlich sein könnte dafür, dass das Gewünschte häufiger eintritt.
Insbesondere die Frage „Was machen Sie in diesen Situationen anders?" unterstützt dabei, Ideen für Handlungen zu generieren. Bei den
Einschätzaufgaben hilft der Vergleich von Schätz- und realen Werten zu
sehen, an welchen Tagen die KlientIn die Höhe des jeweiligen Skalen-
werts über- oder unterschätzt.

Unterschätzungen geben Hinweise darauf, dass es schon besser
läuft, als die KlientIn gedacht hat. Hier unterstützt die Frage:

- Wie haben Sie das geschafft?

Überschätzungen geben Hinweise auf schwierige Situationen. Hier helfen die Fragen:

- Was ist eingetreten, wodurch es schlechter war, als Sie dachten?
- Was haben Sie gemacht, wodurch es schlechter war, als Sie dachten?

Die KlientIn kann so erkennen, auf welche Weise sie den Verlauf ihrer
Tage beeinflussen kann. Sie kann nun zu einer *KundIn* werden.

Die Kategorie **Kunde** finden wir vor, wenn die KlientIn auf die Wunderfrage mit Angabe von Handlungen reagiert. Hier können wir eine

Handlungsaufgabe vorschlagen. Für Handlungsaufgaben gibt es verschiedene Muster, nach denen sie konstruiert werden können. Es folgen einige Beispiele.

Wenn etwas läuft, mach mehr davon!
So kann der KlientIn z. B. vorgeschlagen werden, die einfachste Handlung des Tages, an dem das Wunder sich ereignete, an ein bis zwei Tagen in der Woche durchzuführen. Anschließend kann Sie nach Unterschieden zwischen Handlungs- und Nichthandlungstagen suchen.

Es können auch unterschiedliche Handlungen an unterschiedlichen Tagen vorgeschlagen und die Unterschiede zwischen den Tagen beobachtet werden.

Übung 14:
Überlegen Sie sich, wo bei Ihnen etwas gut funktioniert, und überlegen Sie sich, wie Sie mehr davon tun könnten. Beobachten Sie, ob dieses Handeln für Sie einen Unterschied macht.

Wenn etwas nicht läuft, mach etwas anderes!
Diese Aufgabe ist insbesondere für Paare, Eltern-Kind-Interaktionen und Teammitglieder interessant. Sie hilft, Interaktionsmuster zu unterbrechen. Da die Veränderung an einer Stelle weitere Veränderungen nach sich ziehen kann, kann aus einer zunächst kleinen Veränderung eine große werden.

Übung 15:
Überlegen Sie sich, in welcher Interaktion für Sie etwas nicht gut läuft, daheim, mit Freunden, bei der Arbeit. Versuchen Sie nun, Ihre Reaktion auf das Verhalten Ihrer InteraktionspartnerIn zu verändern. Beobachten Sie die Unterschiede.

So-tun-als-ob-Aufgaben
Hierbei wird die KlientIn gebeten, sich z. B. zwei Tage in der Woche auszusuchen, an denen sie so tut, als ob das Wunder eingetreten ist. Diese Handlungsaufgabe wird immer damit kombiniert, Unterschiede zwischen Wundertagen und Nichtwundertagen zu beobachten, damit die KlientIn selber testen kann, ob die Aufgabe hilfreich ist.

Bei mehr als zwei Personen kann zusätzlich die Aufgabe gestellt werden, dass jeder beobachtet, wann die Wundertage der anderen sind. Auf diese Weise wird der Fokus auf Verbesserungen gelenkt.

> **Übung 16:**
> Falls in Ihrem Wunder eigene Handlungen auftraten, können Sie sich in der nächsten Woche zwei Wundertage aussuchen und so tun, als ob das Wunder eingetreten ist. Beobachten Sie, welchen Unterschied dies für Sie macht. Falls Ihr Wunder durch andere Gefühle oder körperliche Zustände geprägt ist, suchen Sie sich eine der oben beschriebenen Beobachtungs- oder Einschätzaufgaben aus.

Den zweiten Schritt als Erster tun
Diese Aufgabe ist besonders in Zweierinteraktionen günstig, wo jeder den ersten Schritt vom anderen erwartet. Der Vorschlag kann auf folgende Weise verbalisiert werden:

- Ich frage mich, wer von Ihnen den zweiten Schritt als Erster tun wird?

Oder:

- Derjenige, der von Ihnen den zweiten Schritt als Erster tut, darf vom anderen eine zumutbare Handlung fordern.

Positive Gerüchtebildung[30]
Diese Aufgabe ist für Gruppen günstig. Die Mitglieder einer Gruppe werden gebeten zu beobachten, was die anderen Gruppenmitglieder an Handlungen aus dem Wunder tun. Dies dürfen sie in Form von Klatsch auch weiterverbreiten.

Handlungsaufgaben führen am schnellsten zu Veränderungen, daher werden sie, wenn die Kriterien dafür erfüllt sind, immer bevorzugt. Ziel des lösungsfokussierten Ansatzes ist es, die KlientInnen so schnell wie möglich unabhängig von der BeraterIn zu machen.

---

30 Vgl. Miller u. de Shazer (1999).

3.3 Folgesitzungen

Ob es nach dem Erstinterview eine weitere Sitzung gibt, entscheidet die KlientIn. Sie bestimmt, wann die Beratung zu Ende ist. Durchschnittlich gibt es noch drei weitere Sitzungen.

Bei Folgesitzungen gilt es zu beachten, dass die Abstände jeweils größer werden sollten. Die Abstände zwischen den Sitzungen sind relevant, denn die Sitzungen geben nur Anstöße für Veränderungen. Der eigentliche Veränderungsprozess bzw. die Umsetzung geschieht zwischen den Sitzungen. Dafür aber braucht es Zeit. Je länger die Zeit zwischen den Sitzungen ist, desto wahrscheinlicher ist es, dass die für die KlientIn schwierigen Situationen aufgetaucht sind und die KlientIn sie selbst bewältigen musste. So kann dann in der nächsten Stunde herausgearbeitet werden, wie sie dies geschafft hat. Das „Schaffen" wird damit ihr zugeschrieben und nicht der BeraterIn. Dies hilft der KlientIn, schneller selbstständig zu werden.

Die Folgesitzungen beschäftigen sich mit folgenden Themenschwerpunkten:

1. Folgesitzung: Verbesserungen und nächste Schritte. Lösungsfokussierte Fragen dazu:

- Was hat sich verbessert?
- Wo auf der Skala von 0 bis 10, wenn 0 für den Zeitpunkt der ersten Terminvereinbarung steht und 10 für das Wunder, wo sind Sie jetzt?
- Was war hilfreich für Sie, auf diesen [genannten] Wert zu kommen?
- Woran merken Sie, dass Sie einen Punkt höher auf der Skala sind?
- Was ist anders?

2. Folgesitzung: Gibt es ausreichend viele Verbesserungen? Lösungsfokussierte Fragen dazu:

- Wo auf der Skala von 0 bis 10, wenn 10 für das Wunder steht, befinden Sie sich jetzt?
- Wie haben Sie das geschafft?
- Wie hoch auf der Skala müssen Sie sein, um sagen zu können, wir können die Beratung beenden?
- Was wäre bei [genannter Punktwert für Beendigung] anders?

- Woran merken Sie, dass sich genügend verbessert hat?
- Woran merken Sie, dass Sie einen Punkt höher sind als heute?

3. Folgesitzung: Können wir die Beratung beenden? Lösungsfokussierte Fragen:
   - Hat sich genügend verbessert?
   - Wie hoch auf der Skala von 0 bis 10, wenn 10 für das Wunder steht, ordnen Sie sich heute ein?
   - Was war hilfreich, um bis hierher zu kommen?
   - Woran merken Sie, dass Sie die Beratung nicht mehr brauchen?
   - Gibt es noch etwas, das heute für Sie hier geschehen sollte?

Nach diesem Überblick über den Ablauf einer lösungsfokussierten Beratung lernen Sie im nächsten Kapitel das SySt-Modell der Lösungsfokussierung kennen. Hier wird die verbale Sprache um die transverbale Sprache ergänzt und die körperliche Wahrnehmung einbezogen.

4. Das SySt-Modell der Lösungsfokussierung

Der lösungsfokussierte Ansatz ist eine Gesprächsform und bezieht sich nur auf die verbale Sprache. Die SySt®[31], ausführlich: Systemische Strukturaufstellungen, die ich gemeinsam mit Matthias Varga von Kibéd entwickelte, sind ein Gruppensimulations-Verfahren, in dem mithilfe von Personengruppen Systeme simuliert werden zu dem Zweck, die Struktur eines jeweiligen Systems zu beobachten und Interventionen zu testen. Durch diese Abbildung wird das System veranschaulicht und die Wahrnehmungsunterschiede der angeordneten Personen werden deutlicher erfahrbar. Die angeordneten Personen nennen wir RepräsentantInnen, da sie Elemente des abgebildeten Systems repräsentieren und dadurch zu Symbolen für diese Elemente werden.

Auf diese Weise können die mithilfe der verbalen Sprache konstruierten Lösungen noch „ins Bild" gesetzt und ganzkörperlich empfunden werden. Dies intensiviert die Lösungen, und manchmal tauchen auch zusätzlich relevante neue Aspekte bezüglich der Lösung auf.

Zunächst werde ich das SySt-Modell erläutern, dann die Untergruppe der Lösungsfokussierten Systemischen Strukturaufstellungen (LfSySt) darstellen und schließlich zeigen, inwiefern

- das SySt-Modell auch als ein lösungsfokussiertes Modell gesehen werden,
- der lösungsfokussierte Ansatz durch die Ergänzung mit dem SySt-Modell gewinnen kann und
- auch im lösungsfokussierten Ansatz SySt-Elemente zu finden sind.

---

31 ® weist darauf hin, dass „SySt" und „Systemische Strukturaufstellungen" als Handelsmarke eingetragen sind. Im folgenden Text wird darauf verzichtet, jedes Mal darauf hinzuweisen.

4.1 Die transverbale Sprache der Systemischen Strukturaufstellungen (SySt)

In einer Systemischen Strukturaufstellung werden Personen als Symbole von Aspekten, z. B. Elementen, eines dargestellten Systems aufgefasst und aus der Perspektive der KlientIn im Raum so angeordnet, dass es sich für sie stimmig und passend anfühlt.

Auf diese Weise erhält die KlientIn ein externalisiertes Bild ihres Systems. Wittgenstein unterscheidet in seiner Bildtheorie zwischen Elementen („Gegenständen") und Strukturen („Sachverhalten"). Bei den SySt werden die Elemente des Systems durch Personen symbolisiert; die Strukturen zeigen sich zwischen den Personen als RepräsentantInnen. Erinnern Sie sich an das Dreieck (siehe Beispiel in Kapitel 3.1):

- Den drei Gegenständen entsprechen die Personen.
- Der Form des Dreiecks entspricht die Struktur ihrer Anordnung. Die Personen können in unterschiedlichen Anordnungen stehen, dies entspricht den unterschiedlichen Möglichkeiten ihrer Art und Weise des Zusammenhangs bzw. ihrer Art des In-Beziehung-Tretens.

Bei dieser Anordnung stehen also Personen als Symbole für die Elemente des Systems, zu dem die KlientIn eine Frage hat, und werden so zu RepräsentantInnen z. B. von Personen(gruppen) oder anderen Aspekten des dargestellten Systems. Die Unterschiede in ihren Körperempfindungen repräsentieren Unterschiede im abgebildeten System. Wir sprechen hier von **repräsentierender Wahrnehmung**, da die körperlichen Empfindungen der konstellierten Personen sich nicht auf eigene Empfindungen beziehen, sondern auf solche, die zum abgebildeten System passen. Ihr Körper dient dabei als Wahrnehmungsorgan für Aspekte des abgebildeten Systems. Da die repräsentierten Körperempfindungen sich bei Veränderungen der Anordnung und Befindlichkeit anderer RepräsentantInnen mit verändern, können sie nicht als Eigenschaften der RepräsentantInnen oder repräsentierten Elemente gesehen werden, sondern als Ausdruck der Beziehungsgestaltung im Originalsystem (erstes aufgestelltes Bild) und im repräsentierten System (Bilderfolge der SySt).

Die transverbale Sprache wird von der Gesamtheit der RepräsentantInnen gemeinsam mit der KlientIn gesprochen. Die transverbale
Sprache äußert sich in den verbalen Äußerungen der RepräsentantInnen bezüglich Unterschieden in ihren körperlichen Empfindungen und
im nonverbalen Körperausdruck der RepräsentantInnen. Sie geht über
die verbale und nonverbale Sprache hinaus, da sie sich nicht auf die RepräsentantInnen selbst bezieht, wie dies bei verbaler und nonverbaler
Sprache der Fall ist, sondern sich über die repräsentierende Wahrnehmung auf das repräsentierte System bezieht. Die KlientIn stellt die Perspektive dar, aus der die transverbale Sprache gesprochen wird. Sie ist
diejenige, die die verbalen und nonverbalen Äußerungen der RepräsentantInnen verifizieren oder falsifizieren kann.

Die Systemische Strukturaufstellung sehen wir als eine eigene Form
von Sprache an, eine **transverbale Sprache**. Sie weist folgende Kriterien
auf:

1. Die transverbale Sprache wird im Gegensatz zur verbalen Sprache nicht nur von einer Einzelperson, sondern von einer Gruppe
   von Personen gesprochen.
2. Sie umfasst sowohl die verbale wie auch die nonverbale Sprache
   und geht über beide hinaus.
3. Sie baut auf der *repräsentierenden Wahrnehmung* (s. S. 76) auf.

Ziel einer solchen Gruppensimulation ist es, die konstellierten RepräsentantInnen so zu verändern, dass das konstellierte System sich dem
gewünschten Ziel der KlientIn(nen) nähert. Das Ziel wird im Vorinterview zur SySt mithilfe der Wunderfrage (siehe ausführlich 3.1) eruiert.
Der Erreichung des Ziels dienen Stellungsarbeit (Umstellungen und Ergänzung von RepräsentantInnen), Prozessarbeit (z. B. Dialoge zwischen RepräsentantInnen; Rituale) und Tests. Die Interventionen sind
jeweils als Fragen an das repräsentierte System zu verstehen, die die RepräsentantInnen mit den wahrgenommenen Unterschieden in ihren
Körperempfindungen beantworten. Die transverbale Sprache wird von
den RepräsentanInnen mit der BeraterIn gesprochen, wobei die KlientIn für die Bedeutungsgebung zuständig ist.

Diese Interventionen können auch als ein Probehandeln im konstellierten System aufgefasst werden, das dazu dient, Ideen für nützliche
Veränderungsschritte im abgebildeten System zu entwickeln. Die Syn-

tax der transverbalen Sprache wird in der Grammatik der Systemischen Strukturaufstellung beschrieben (siehe ausführlich Sparrer 2006a), die Semantik hat als Basis die Bedeutungsgebung des Originalsystems, die Pragmatik die Auswirkungen der SySt, die sich in neuen Handlungsimpulsen äußern. Systemische Strukturaufstellungen sind präzise in Bezug auf die von der KlientIn wahrgenommene Struktur der Beziehung zwischen den Elementen des Systems und vage in Bezug auf Inhalt und Deutung, so dass der KlientIn für die Bedeutungsgebung genügend Raum bleibt.

Zum Abschluss geht die KlientIn an die Stelle ihrer RepräsentantIn im Lösungsbild und erfährt dort, wie es ist, wenn die Elemente des abgebildeten Systems auf neue Art in Beziehung getreten sind. Ein Lösungsbild einer Systemischen Strukturaufstellung entspricht den Antworten auf die Wunderfrage in der lösungsfokussierten Gesprächsführung. Das Lösungsbild ist der Beginn einer Lösung, es entspricht einem plötzlichen Wandel. Es vermittelt der KlientIn eine starke Erfahrung der Lösung, die intensiver und körperlich differenzierter ist als beim Erleben des Wunders in der lösungsfokussierten Gesprächsführung. Der Transfer der Ergebnisse des Lösungsbildes durch die KlientIn in den Alltag entspricht einem allmählichen Wandel und ist mit der Skalenarbeit in den Folgesitzungen im lösungsfokussierten Vorgehen vergleichbar.

In Tausenden von Aufstellungen hat es sich immer wieder gezeigt, dass die Veränderungen im konstellierten System Veränderungen im abgebildeten System eingeleitet haben, selbst dann, wenn die KlientIn nicht unmittelbar Teil des abgebildeten Systems ist, sondern als BeraterIn mit dem abgebildeten System in Beziehung steht.

Diese Beschreibung mag für eine mit Gruppensimulations-Prozessen (wie Psychodrama[32], Soziometrie[33] und Skulpturarbeit[34]) noch nicht vertrauten LeserIn befremdlich erscheinen: Dass hier Personen Veränderungen wahrnehmen können, die ein für sie fremdes System

---

32 I. S. v. J. L. Moreno.
33 Für den lösungsfokussierten Ansatz hat Paul Jackson in seinem „spartial sorting" eine interessante Verbindung von soziometrischen Formen mit lösungsfokussierter Methodik entwickelt.
34 I. S. v. V. Satir.

betreffen, ohne dass sie über dieses System informiert werden, und dass in vielen Fällen veränderte Empfindungen von RepräsentantInnen bei den entsprechenden Originalen Veränderungen einleiten, hört sich zunächst sehr erstaunlich an. Wir arbeiten seit 20 Jahren mit Grupppensimulations-Verfahren und konnten diese Beobachtung immer wieder machen. Daher nutzen wir diese Vorgehensweise für Veränderungsarbeit, auch wenn wir sie noch nicht völlig erklären[35] können.

Im Allgemeinen gehen wir davon aus, dass Menschen als Einzelindividuen voneinander getrennt sind, und fragen uns, wie Information von einem Individuum zum anderen gelangen. Nehmen wir jedoch an, dass wir nicht getrennt, sondern miteinander verbunden wären, so stellt sich uns die Frage: Wie kommt es, dass wir von etwas *nicht* wissen? Diese Sichtweise wäre vollkommen verträglich mit der Erfahrung der repräsentierenden Wahrnehmung.

Sowohl die **Metapher der Trennung** als auch die **Metapher der Verbindung** sind nützlich dafür, unterschiedliche Erfahrungen nachvollziehen zu können. Ich möchte daher anregen, in diesem Sinne beidäugig in die Welt zu blicken, so dass wir in Bezug auf Trennung und Verbindung ein „mehrdimensionales" Bild erhalten – in Analogie zu Viktor Frankls Anwendung der Metapher des „beidäugigen Sehens" als Paradoxienlösung, bei der die widersprüchlichen nichträumlichen Bilder (der beiden Augen für sich genommen) vom Gehirn zu einem konsistenten Bild mit einer neuen Dimension, der räumlichen Tiefenwahrnehmung, verrechnet werden.

4.2 Lösungsfokussierte Systemische Strukturaufstellungen (LfSySt)

Eine besondere Gruppe von SySt sind die Lösungsfokussierten Systemischen Strukturaufstellungen (LfSySt). Diese entwickelte ich zunächst, um lösungsfokussierte Gesprächsführung und SySt besser vergleichen zu können. Sie stellen eine Kombination von lösungsfokussierter Gesprächsführung und SySt dar. Dabei lassen sich grundsätzlich

---

35 Erste systematische Untersuchungen zu Wirkprinzipien bieten die Arbeiten von G. Höppner (2001) und von P. Schlötter (2005).

zwei Arten von simultaner Kombination beider Verfahren unterscheiden.

4.2.1 Übersetzung einzelner Teile der lösungsfokussierten Gesprächsform in die Strukturaufstellungsarbeit

Lösungsaufstellung (LA):

Hier werden jeweils eine RepräsentantIn für die KlientIn (den Fokus) und für die Teile des lösungsfokussierten Erstinterviews (Ziel, Wunder, Kontextfaktoren des Wunders und Ausnahmen) mit Personen im Raum konstelliert.

Bei den SySt unterscheiden wir drei Symbolkategorien:

- RepräsentantInnen im engeren Sinn: Diese RepräsentantInnen können von Bild zu Bild umgestellt werden.
- Orte: Diese RepräsentantInnen bleiben während der gesamten Strukturaufstellung am gleichen Platz stehen. Sie wirken wie Kraftquellen oder sind einem Koordinatensystem vergleichbar, in das RepräsentantInnen im engeren Sinn gestellt werden können.
- Freie Elemente: Diese Symbolkategorie verwenden wir, wenn wir etwas symbolisieren wollen, über das wir keine Verfügung haben. Freie Elemente werden gestellt und haben, sobald sie gestellt sind, als einzige Aufgabe, ihren eigenen Impulsen zu folgen.

Zielannäherungsaufstellung (ZAA):

Bei dieser Form wird zusätzlich zu den Teilen der Lösungsaufstellung eine Zeitlinie verwendet. Die Arbeit auf der Zeitlinie entspricht gewissermaßen der Skalenarbeit beim lösungsfokussierten Gespräch. Die Zeitlinie wird errichtet, indem die KlientIn, nachdem sie den Fokus gestellt hat, die Lage von Zukunft, Vergangenheit und Gegenwart mit Gesten verdeutlicht und die jeweiligen Grenzen angibt. Bei der Zeitlinie sprechen wir von einem *nichtpersonalen Ort*, da sie auf dem Boden angeordnet wird und während der Aufstellung am gleichen Platz bleibt, also nicht „umgestellt" werden kann.

Zwölffelderaufstellung (12-FA):

Bei diesem Format wird zusätzlich zur Zielannäherungsaufstellung zwischen internem und externem Kontext unterschieden. Dabei spannen die Koordinaten

- der Zeitachse mit: Vergangenheit, Gegenwart, näherer Zukunft (vor dem Wunder) und weiterer Zukunft (nach dem Wunder) und
- der Kontextachse mit: internem Kontext, Grenze und externem Kontext

einen Bereich auf, der in zwölf Felder unterteilt ist. Diese zwölf Felder sind Orte.

Zeit

weitere Zukunft			
nahe Zukunft			
Gegenwart			
Vergangen- heit			
	interner Kon- text	Grenze	externer Kontext

Kontexte

Abb. 4: Zwölffeldertafel

Die Unterteilung der Kontextachse folgt der Idee von George Spencer-Brown, dass durch den Akt der Unterscheidung ein innerer und äußerer Bereich entstehen, die von einem impliziten Kontext umgeben werden, in dem auch das Motiv für die Unterscheidung liegt. Den Menschen sehe ich als bedingt durch Einflüsse seines internen und externen Kontextes, an deren Grenze er sich bildet. Ist der Fokus einer Aufstellung nicht eine Person, sondern eine Gruppe von Menschen, so bildet diese Gruppe die Grenze, die von internen Einflüssen innerhalb der Gruppe und externen Einflüssen außerhalb der Gruppe bestimmt wird. Die übrigen RepräsentantInnen der 12-FA, wie Fokus, Ziel, Wunder, Kontextfaktoren des Wunders und Ausnahmen, werden auf diesen zwölf Feldern von der KlientIn angeordnet. Die Anordnung weist darauf hin, wo im inneren Bild der KlientIn diese Teile stehen, ob z. B. Vergangenes in der Gegenwart steht und noch immer präsent ist oder z. B. etwas Externes intern wie eine Internalisierung angeordnet wurde. Die zwölf Felder dienen als Koordinatensystem für die restlichen RepräsentantInnen im engeren Sinn. Dieses Format hilft, einen Überblick zu gewinnen und RepräsentantInnen sinngerecht umzusortieren.

Bei all diesen Formaten[36] werden die im lösungsfokussierten Gespräch erarbeiteten Teile der Lösung gestellt und so lange umgestellt, ergänzt und ihre Beziehungen zueinander verändert, bis das Befinden aller RepräsentantInnen hinreichend gebessert ist. Der Vorteil einer solchen SySt im Vergleich zum lösungsfokussierten Gespräch ist die stärkere Erfahrungsintensität, die Möglichkeit systematischen Probehandelns und die größere Anschaulichkeit der Lösung. Mithilfe der Zeitlinie und der Zwölffeldertafel können Teile der Lösung und Problemanteile leichter sinngerecht sortiert werden.

4.2.2 Gleichzeitigkeit von Systemischer Strukturaufstellung und lösungsfokussiertem Gespräch: Das Lösungsgeometrische Interview (LGI)

Bei diesem Format werden die RepräsentantInnen des abzubildenden Systems im Raum angeordnet, nach Ihrem Befinden befragt und setzen sich anschließend in dieser Anordnung nieder. Danach setzt sich die LeiterIn der SySt zu den RepräsentantInnen und führt mit ihnen ein lösungsfokussiertes Interview. Als besonders hilfreich erweist sich hierbei die Wunderfrage. Es können jedoch auch andere lösungsfokussierte Fragen, z. B. Ausnahmen- oder Skalenfragen, gestellt werden. Das Lösungsgeometrische Interview ist also ein lösungsfokussiertes Gespräch mit konstellierten RepräsentantInnen.

Beim Lösungsgeometrischen Interview wird die **verbale Sprache Teil der repräsentierenden Wahrnehmung.** Die RepräsentantInnen, die über das abgebildete System nicht inhaltlich informiert werden, gewinnen die Antworten auf die lösungsfokussierten Fragen nicht über Nachdenken, sondern über Beobachtung und Wahrnehmung. Sie lassen sich überraschen, was sich bei ihnen als Antwort meldet, davon, welche Worte aufsteigen von dem, welche Bilder auftauchen oder welche Empfindungen sich melden. Sprache gehört hier zum Bereich der

---

36 Ausführlich werden diese Formate in dem Buch der Autorin *Wunder, Lösung und System* (2006b) beschrieben.

Wahrnehmung. Das entsprechende „Wahrnehmungsorgan" ist die Unterschiedsbildung im Körper aller konstellierten Personen.

Ein **Vorteil des Lösungsgeometrischen Interviews** liegt darin, dass nichtanwesende Personen in die Gesprächsführung direkt einbezogen werden. Die RepräsentantInnen vertreten dabei jeweils eine bestimmte Perspektive einer Einzelperson oder einer Konfliktpartei. Es ist für sie leichter als für die AnliegenbringerIn oder die anderen beteiligten Personen selber, den Konflikt aus dieser jeweiligen Perspektive klar zu beschreiben. Häufig werden ganz neue Aspekte genannt, die die AnliegenbringerIn als stimmig erlebt, ihr selbst aber nicht eingefallen wären. Häufig machen diese neuen Aspekte das bisherige manchmal unverständliche Verhalten der entsprechenden Personen verständlich. Die AnliegenbringerIn kann, da sie zum System gehört, beurteilen, wie realistisch die Antworten der RepräsentantInnen sind. Dadurch können neue Ideen generiert werden und gleichzeitig die Grenzen zur bloßen Fantasie gewahrt bleiben.

Lösungsfokussiertes Gespräch und Lösungsgeometrisches Interview unterscheiden sich auch in der Art der bei Ihnen gegebenen Antworten. Die Originale des abgebildeten Systems beschreiben die **Antworten** ihrer **RepräsentantInnen** folgendermaßen:

- Die Antwort passt, ich hatte das jedoch ganz vergessen.
- Das war ein „Bauchgefühl" von mir, ich hätte das jedoch nicht ausdrücken können.
- Das wusste ich irgendwie schon, hätte es aber nicht in Worte fassen können.
- Ich habe bisher nicht gedacht, dass ich mich mit [Person, zu der sich KlientIn loyal verhält] so verbunden fühle, dass ich daher nicht gewagt habe, Schritte in Richtung auf die Lösung zu tun.
- Die Aufstellung hat mir gezeigt, dass ich in einem Dilemma war zwischen Verbundenheit mit [Person, zu der sich KlientIn loyal verhält] und Schritten auf eine Lösung hin.
- Das ist wörtlich das, was Herr/Frau X auch gesagt hat.

In vielen Fällen scheint also bei den Antworten der RepräsentantInnen für die Originale etwas Neues oder Vergessenes hinzuzukommen, so dass das **Lösungsgeometrische Interview** eine **wesentliche Ergänzung zum lösungsfokussierten Gespräch** darstellt.

Da häufig einem Lösungsgeometrischen Interview ein lösungsfokussiertes Vorinterview mit der KlientIn vorausgeht, können beide
Verfahren gut verglichen werden. Die KlientInnen beschreiben den **Unterschied beider Verfahren** folgendermaßen:

- Mein Erleben bei der SySt war wesentlich stärker; es ist, als ob das
  Wunder bereits geschehen ist.
- Beim lösungsfokussierten Vorinterview kam ich auf viele neue Ge-
  danken, die Strukturaufstellung hat das noch um wesentliche
  Punkte ergänzt.
- In der SySt habe ich vieles direkt selber durchführen können, z. B.
  Dialoge mit [Person aus dem Kontext des Wunders]. Das war be-
  sonders hilfreich.
- Die SySt hat für mich vieles noch deutlicher gemacht. Das Erleben
  war stärker und intensiver.

4.3 Aspekte der SySt-Arbeit und ihre Entsprechungen im SFT-Modell

Bei der Arbeit mit Systemischen Strukturaufstellungen lassen sich unterschiedliche Aspekte unterscheiden, die für verschiedene Aufgaben
besonders geeignet sind. In den folgenden Abschnitten werden sie beschrieben und an Beispielen erläutert. Anschließend haben Sie Gelegenheit, mithilfe einer Übung den jeweiligen Aspekt selbst zu erfahren.
Zum Abschluss wird dargestellt, in welcher Weise diese Aspekte in der
SFT implizit zu finden sind.

4.3.1 Das Sortieren von Elementen, Bereichen und Aspekten

Bei Systemischen Strukturaufstellungen ordnet die KlientIn die für sie
relevanten Elemente, d. h. die RepräsentantInnen, ihres Systems zunächst nach ihrem Körpergefühl im Raum an. Auf diese Weise bekommt sie von ihrem System ein externalisiertes Bild und gewinnt dadurch einen Überblick über die Situation. Im Allgemeinen stehen die
RepräsentantInnen der Systemelemente im ersten Bild noch nicht op-
timal, sondern müssen noch umgestellt werden. Ein Aspekt des Um-
stellens ist die gegenseitige Sichtbarkeit der Teile und ein anderer Aspekt das Sortieren der RepräsentantInnen nach unterschiedlichen Gesichtspunkten, wie etwa:

- nach zeitlicher Zugehörigkeit (z. B. Umstellen auf der Zeitlinie)
- nach Zugehörigkeit zu Bereichen (z. B. Sortieren auf der Zwölffeldertafel) oder
- nach inhaltlicher Zugehörigkeit (z. B. Sortieren nach bestimmten Aspekten).

Das Sortieren hilft, die Systemelemente auf natürliche Weise relevanten Kategorien zuzuordnen, so wie sie für die momentane Situation passen. Innerhalb der einzelnen Gesichtspunkte ist die Zuordnung *eindeutig*, es kann jedoch zwischen *unterschiedlichen* Gesichtspunkten gewählt werden. Das neue Bild hilft, die Zukunft neu zu konstruieren, und sät Lösungsideen, die sowohl kognitiv als auch mit dem Körper verstanden werden. Ein Beispiel zur Illustration:

Beispiel 1: Ich möchte mehr Geld verdienen
    Eine Kursteilnehmerin hatte als Anliegen, „mehr Geld zu verdienen und nicht nur knapp davon leben zu können". Sie hatte das Pech, dass nach zwei sehr guten Aufträgen die drei letzten Aufträge sie gegen ihre Erwartung „in die Miesen führten" und sie sich auch fragte, ob sie ihren Arbeitgeber nochmals wechseln sollte. Sie machte beruflich Outplacement-Beratung, gab Coachings und arbeitete mit Aufstellungen. Es war für sie sehr schwierig, diese drei Berufsfelder miteinander zu vereinbaren. Da ihre Auftraggeber für die Outplacement-Beratung ihre volle Zeit beanspruchten, konnte sie bei Annahme dieser Aufträge keine weiteren Aufträge übernehmen. Ob sie von einem derartigen Auftrag leben konnte, zeigte sich jedoch erst später. Sie selbst hatte keinen Einfluss auf die Höhe ihres Honorars aufgrund der großen Konkurrenz in diesem Bereich.
    Ich schlug ihr vor, eine Lösungsaufstellung zu machen (die RepräsentantInnen werden im Folgenden als Zeichen dafür, dass sie nur Symbole sind, kursiv gesetzt). Außer einer Repräsentantin für sie selbst (wir nennen dies den *Fokus* der SySt) stellte sie noch das *Ziel*, das *Wunder*, das *Coaching*, die *Aufstellungsarbeit*, ihren *bisherigen Arbeitgeber* und die *zukünftigen neuen Arbeitgeber* sowie, als Aspekte des Wunders, ihre *Kreativität* und ihre *Fähigkeit, aktiv zu handeln*. Zum Kontext des Wunders stellte sie *Partner* und *Vater*. Der *Vater* blieb als *gewählter Repräsentant* in der Zuschauerreihe sitzen. Wir erhielten folgendes Bild (der Bogen deutet den Zuschauerkreis an).

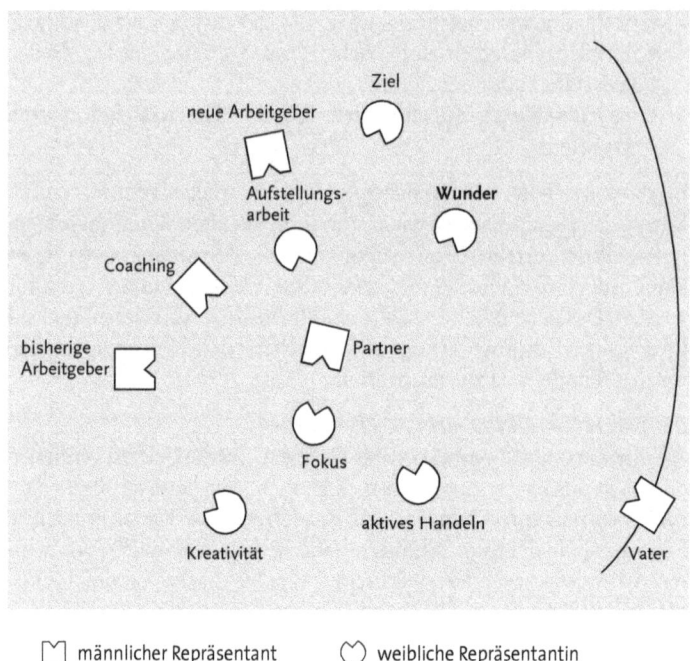

☐ männlicher Repräsentant   ◯ weibliche Repräsentantin

Abb. 5: Anfangsbild

Im ersten Bild standen *Coaching* und *Aufstellungsarbeit* vor ihr, und dahinter wurden, für den *Fokus* nicht sichtbar, die *neuen Arbeitgeber* platziert sowie ihr *bisheriger Arbeitgeber* in etwas Entfernung links neben ihr. Dem *Fokus* ging es schlecht, er war total überfordert.

Ich sortierte die RepräsentantInnen nach folgenden Gesichtspunkten:

- *Ziel* und *neue Arbeitgeber* als Ausrichtung mit Abstand vor dem *Fokus* (vor dem *Fokus* ist ein günstiger Platz für Zukünftiges).
- *Aufstellungsarbeit* und *Coaching* als stützende Ressourcen hinter dem *Fokus* (hinter dem *Fokus* ist ein günstiger Platz für Stützendes und Vermächtnisse aus der Vergangenheit).

- *Bisherige Arbeitgeber* als eher vergangenen Aspekt seitlich unter den Zuschauern sitzend (unter den Zuschauern ist ein günstiger Platz für etwas, das sich zurückzieht und in den Hintergrund rückt).
- *Partner* mit Abstand seitlich neben ihr mit Blick auf seine eigene Ausrichtung (der Abstand deutet an, dass er nicht Teil ihres Systems ist, sondern sein eignes System bildet).
- Der *Vater* bleibt als gewählter Repräsentant an seinem Platz (für gewählte Kontextfaktoren ist unter den Zuschauern ein guter Platz; wichtig ist, dass sie Blick auf den *Fokus* und sein *Ziel* haben).
- *Aktives Handeln* und *Kreativität* als gegenwärtige Fähigkeiten neben dem *Fokus* (neben den *Fokus* kann das gestellt werden, womit er in die Zukunft aufbricht).

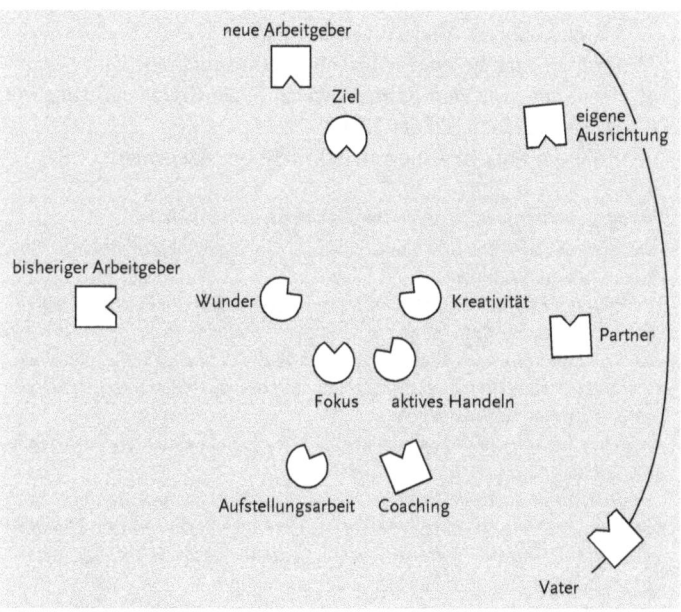

Abb. 6: Lösungsbild

Im Lösungsbild zeigte sich, dass *Coaching* und *Aufstellungsarbeit* zu Fähigkeiten geworden waren, die stützend hinter ihr im Rücken standen. Ausgerichtet war sie auf die *neuen Arbeitgeber*, die mit etwas Abstand vor ihr standen. Der *bisherige Arbeitgeber* hatte sich zurückgezogen und saß links in der Zuschauerreihe. Während *Coaching*, *Aufstellungsarbeit* und die verschiedenen Arbeitgeber im ersten Bild als ein Vielerlei sie überforderten, gab ihr die klare Ausrichtung mit den Ressourcen im Rücken und ihren Fähigkeiten, *aktives Handeln* und *Kreativität*, neben ihr im Lösungsbild Kraft. Sie erlebte die neue Anordnung als stärkend und ermutigend. (Die Anordnung des *Wunders* wird in 4.3.2 erläutert, die Ergänzung *eigene Ausrichtung* und Einbeziehung des *Partners* in 4.3.3)

Das Sortieren von Systemelementen dient unterschiedlichen Aufgaben:

1. Gewinnen eines Überblicks, so dass aus der Masse der Möglichkeiten konkrete Alternativen werden
2. Ordnen nach unterschiedlichen Gesichtspunkten
3. Trennung von Vermischtem, wie z. B. die Externalisierung von Internalisiertem auf der 12-FA
4. Nähe-Distanz-Regelung zwischen Systemelementen.

Übung 17: Sortieren nach unterschiedlichen Gesichtspunkten
Überlegen Sie sich eine Frage, bei der Sie sich durch die Vielzahl der Möglichkeiten überfordert fühlen.

Wählen Sie für sich und die einzelnen Möglichkeiten Symbole (z. B. Papierseiten, auf die Sie den Namen des Symbols und die Richtung, in die es „schaut", notieren), und ordnen Sie diese im Raum an, indem Sie sie einzeln in die Hand nehmen, im Raum umhergehen und nachspüren, wo es sich für Sie passend anfühlt, sie hinzulegen.

Stellen Sie sich auf das eigene Symbol (Fokus), und betrachten Sie das Bild eine Zeit lang.

Sortieren Sie anschließend die angeordneten Symbole nach den Gesichtspunkten: bessere Sichtbarkeit, Bereichszugehörigkeit und zeitliche Zugehörigkeit (Zukünftiges vor den Fokus, Vergangenes hinter den Fokus, Gegenwärtiges neben den Fokus), indem Sie sie neu anordnen.

Stellen Sie sich nochmals auf ihr eigenes Symbol. Welche Unterschiede bemerken Sie?

Aspekte des Sortierens in der SFT:
In der SFT ist dieser Aspekt des Sortierens nicht in der gleichen anschaulichen Weise möglich. Als Verbildlichungsmittel haben wir hier einmal die Skalenarbeit und zum anderen das Angebot von Metaphern. Mithilfe von Skalen können Ereignisse und Lösungsschritte auf einer Dimension angeordnet werden. Die KlientIn kann auch hinsichtlich eines Aspektes, z. B. Motivation, Erfolg, Aktivität usw., sich und andere anordnen. Diese eindimensionale Anordnung kann in der Systemischen Strukturaufstellung durch die zweidimensionale Anordnung ergänzt werden.

Mithilfe der Skalen werden verbal Unterschiede herausgearbeitet, die kognitiv gefunden werden. Die SySt erlauben hier zusätzlich die Einbeziehung des impliziten Wissens des Körpers.

4.3.2 Auflösung von Kontextüberlagerungen

Ein wichtiger Aspekt der Systemischen Strukturaufstellung ist die Trennung von Überlagertem und Überlagerndem. Von Kontextüberlagerungen sprechen wir zum Beispiel, wenn:

- jemand so agiert, als ob er sich in einer früheren Altersstufe befände (Kontextüberlagerung mit einer früheren Altersstufe);
- jemand eine gegenwärtige Situation so erlebt, als ob er sich in einer vergangenen, z. B. traumatischen Situation befände (Kontextüberlagerung zwischen Situationen);
- jemand einer Person gegenüber so reagiert, als wäre sie jemand anders (Kontextüberlagerung zwischen Personen);
- jemand eine Person meidet, die sich für ihn in einer schwierigen Situation unterstützend verhielt (Kontextüberlagerung von Person und vergangener Situation);
- jemand auf ein Objekt, z. B. ein Haus oder einen Gegenstand, so reagiert, als erinnerte ihn das Objekt an eine belastende Situation (Kontextüberlagerung von Objekt und vergangener Situation und den damit verbundenen Personen).

In Beispiel 1 verhielt sich das *Wunder* sehr belastet (konnte sich schwer aufrecht halten, fühlte sich schwindelig und schwer). Dies entspricht nicht dem Befinden oder Verhalten eines Wunders. Daher nahm ich an, dass der *Fokus* im *Wunder* noch etwas anderes sieht. Als Test ließ ich den *Fokus* zum *Wunder* blicken und schob meine rechte Hand, die ich kataleptisch[37] werden ließ, vor das *Wunder* und fragte den *Fokus*: „Angenommen, es wird hier in meiner Hand etwas sichtbar, was schon lange zwischen dir und dem Wunder steht, macht das einen Unterschied?"

Der *Fokus* nickte bejahend. Anschließend ließ ich meine Hand langsam nach links (aus Blickrichtung des *Fokus*) zur Seite gehen und fragte: „Wenn das, was mit dem Wunder verwechselt wurde, zur Seite geht und dahinter das Wunder sichtbar wird, macht das einen Unterschied?"

Wieder nickte der *Fokus* bejahend und äußerte, dass er sich bedroht fühle. Ich fragte das *Wunder* nach einer Zahl.[38] Es antwortete: „Sieben."

Ich fragte die KlientIn, ob im Alter von sieben etwas Besonderes passiert sei. Sie antwortete, dass sie als Siebenjährige im Meer fast ertrunken wäre. Sie äußerte, dass ihr jetzt klar werde, was sie bei *mehr Geld verdienen* verwechselt hatte: *mehr* und *Meer*.

Die Zahl sieben deuten wir als einen Hinweis darauf, dass hier ein **Strukturebenenwechsel** stattgefunden hat. Wir sind nicht mehr auf der Ebene der Elemente der Lösungsaufstellung, sondern auf der der Klientin im Alter von sieben. Das *Wunder* symbolisiert gleichzeitig den zukünftigen Lösungsaspekt und die Klientin im Alter von sieben. Es ist überlagert mit einer früheren Altersstufe der Klientin (Kontextüberlagerung mit einer früheren Altersstufe).

Kontextüberlagerungen können auf Assoziationen beruhen, wie die Verwechslung von *mehr* und *Meer* zeigt. Es handelt sich hier also nicht um ein Ursache-Wirkungs-Geschehen, sondern um **assoziative Verbindungen**. Um Kontextüberlagerungen sichtbar zu machen, wählen wir

---

37 „Aus dem Bewusstsein entlassen", Ausdruck aus der Hypnotherapie für dissoziierte Körperteile, die nur verlangsamt bewegt werden können. Bei den Systemischen Strukturaufstellung verwenden wir eine kataleptische Hand, da diese von der KlientIn eher als RepräsentantIn und nicht als Teil der BeraterIn erlebt wird.

38 Die Zahlenfrage verwendete Milton Erickson bei KlientInnen in Trance, um festzustellen, auf welcher Altersstufe sie sich befinden. Wir übertrugen die Zahlenfrage auf RepräsentantInnen, was eine weitere überraschende Möglichkeit repräsentierender Wahrnehmung zeigte.

für die RepräsentantInnen die Bezeichnungen, die die KlientInnen ihnen geben. Dadurch werden die assoziativen Verknüpfungen beibehalten. So können wir *systematisch ambig*[39] arbeiten, so dass gleichzeitig mehrere Strukturebenen angesprochen werden können. In unserem Beispiel die Strukturebene „Arbeit" und die Strukturebene „traumatische Erfahrung" im Alter von sieben Jahren.

Daher benannte ich das *Wunder* jetzt in die *Siebenjährige* um und stellte es neben den *Fokus*. Das, was zuvor mit der kataleptischen Hand symbolisiert wurde, nannte ich *das, worauf das Wunder hinwies,* und ließ die Klientin dafür eine Repräsentantin wählen und weit hinter den *Fokus* in die Vergangenheit stellen.

Hier liegt ebenfalls ein Aspekt des zeitlichen Sortierens vor.

Ich bat die Klientin, ins Bild zu kommen und sich hinter ihren *Fokus* und die *Siebenjährige* zu stellen.

Wenn mit Klientin und *Fokus* gleichzeitig im Bild gearbeitet wird, nennen wir dies **Alter-Ego-Methode.**

Den *Fokus* forderte ich auf, die *Siebenjährige* zu berühren und sie in die Arme zu nehmen. Diesen Vorgang begleitete ich mit den Worten:

„Du bist erwachsen ... und sie ist sieben Jahre alt. ... In dir ist sie jetzt noch vorhanden. ... Sie konnte damals nicht wissen, dass es dich einmal geben wird. ... Ist es nicht schön zu wissen, dass du erwachsen *und* sieben Jahre sein kannst ... beides ... zur gleichen Zeit. ... Und wenn Sie sich wieder einmal bei dir meldet, weißt du jetzt, was sie braucht. ... Du kannst ihr dies immer wieder geben."

Der Satz „Ist es nicht schön ... zur gleichen Zeit" stammt aus Stephen Gilligans Psychotherapie der Selbstbeziehungen (Self Relations Therapy) (2004) und wird von uns bei RepräsentantInnen als Integrationsritual bei unterschiedlichen Alterszuständen der Klientin verwendet.

Anschließend ließ ich die Klientin sich nochmals umblicken und zu *dem, worauf das Wunder hinwies,* sagen:

„Du bist lange vorbei ... und bei meiner Suche, wie ich mehr Geld verdienen könnte, bist du nochmals aufgetaucht ... Du bist dort ... und ich bin jetzt hier ... und bewege mich jetzt auf mein Ziel zu."

---

39 Ein Begriff, den wir für die gleichzeitige Arbeit auf unterschiedlichen Strukturebenen einführten.

Dabei zeigte die Klientin in die Richtung ihres *Ziels* und drehte sich wieder um. Wir erhielten folgendes Bild:

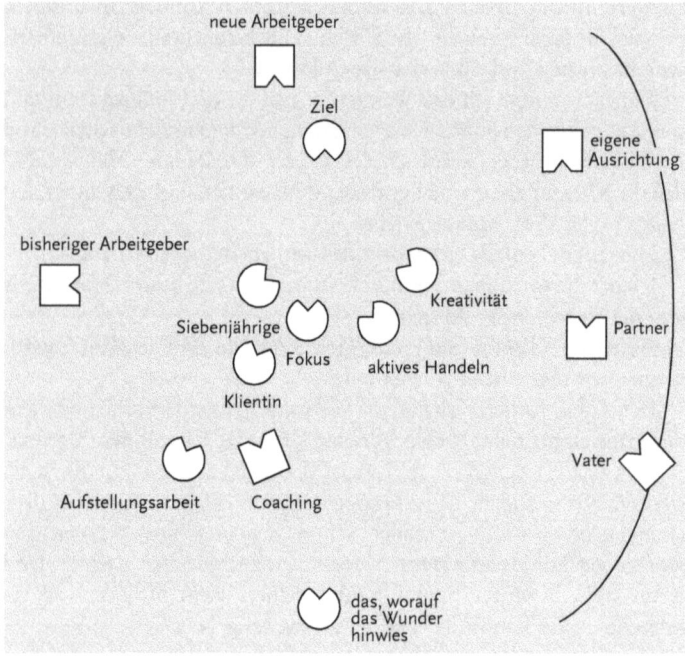

Abb. 7

Bei Systemischen Strukturaufstellungen schlagen wir die rituellen Sätze vor und weisen damit auf die Richtung, in die es gehen soll, hin. Dabei ermutigen wir die RepräsentantInnen, die Sätze abzuwandeln, wenn sie nicht ganz passend sind. Auf diese Weise ermöglichen wir bei Vorgabe der Lösungsrichtung gleichzeitig das Finden der zur Situation passenden Worte.

Dass wir die Klientin zwischendurch bereits in das Aufstellungsbild hineinnehmen, hat den Sinn, dass sie wichtige Prozesse assoziiert miterleben kann. Anschließend lassen wir sie wieder außerhalb der SySt Platz nehmen.

Übung 18: Auflösung von Kontextüberlagerungen

Diese Übung sollte mit PartnerIn, die die Aufgabe der BeraterIn übernimmt, durchgeführt werden. Die Übung ist geeignet für Konfliktsituationen, in denen Sie vermuten, dass Sie eine KonfliktpartnerIn mit jemandem verwechseln.

Wählen Sie ein Symbol für sich und ein Symbol für Ihre KonfliktpartnerIn, und ordnen Sie die Symbole nacheinander im Raum an, indem Sie das jeweilige Symbol in beide Hände nehmen und damit so lange im Raum herumlaufen, bis Sie einen für Sie stimmigen Platz gefunden haben, an den Sie das Symbol legen. Anschließend stellen Sie sich auf ihr eigenes Symbol und spüren nach, welche Unterschiede Sie in Ihrem Körper wahrnehmen können. Bitten Sie Ihre BeraterIn, über das Symbol für Ihre KonfliktpartnerIn, eine entspannte Hand mit der Handfläche Ihnen zugewandt zu halten. Bitten Sie sie anschließend, ihre zweite Hand vor die erste Hand zu halten und zu sagen:

„Angenommen, die Hand symbolisiert etwas, was schon lange zwischen dir und deiner KonfliktpartnerIn steht, was macht das für einen Unterschied?"

Wenn Sie einen Unterschied empfinden, dann kann Ihre BeraterIn die zweite Hand langsam zur Seite wandern lassen. Was macht das für Sie für einen Unterschied? Wandern Ihre Augen zur KonfliktpartnerIn oder zur Hand auf der Seite? Im ersteren Fall: Wie sehen Sie jetzt Ihre KonfliktpartnerIn? Im zweiten Fall: Welche Unterschiede spüren Sie in Ihrem Körper? Die Hand auf der Seite weist auf das Thema hin, das mit der KonfliktpartnerIn verwechselt wurde.

Aspekte von Kontextüberlagerungen in der SFT:

So überraschend es auch scheint, ist bereits dieser Aspekt auch in der SFT enthalten, wenn auch in sehr indirekter Weise. Themen wie Nichtlösung durch Loyalität zu früheren Personen oder Verwechslung von Personen oder Situationen werden indirekt behandelt, z. B. indem gefragt wird:

- Woran merken Sie, dass Sie sich im Vollbesitz ihrer Fähigkeiten fühlen? Was ist dann anders?
- Woran merken Sie, dass Sie Schritte in Richtung ihres Wunders setzen können? Was ist dann anders?
- Woran merken Sie, dass Sie Ihr Trauma überwunden haben? Was ist dann anders?

- Woran merken Sie, dass, was immer es Ihnen schwermacht, X als X wahrzunehmen, verschwunden ist? Was ist dann anders?
- Woran merken Sie, dass, was immer für Sie in der Situation mit X rätselhaft war, sich nun plötzlich für Sie aufgelöst hat? Was ist dann anders?

Wir können in der SFT andere Arten finden, übersehene Kontexte aufzudecken. So können wir z. B. das Problem als Kontextüberlagerung der Lösung auffassen. Lösungsfokussierte Fragen verlassen den Kontext des Problems und machen den Kontext der Lösung sichtbar, der zuvor verborgen war.

In der SFT wird die Wortwahl der KlientIn beibehalten, so dass Mehrdeutigkeiten in der Formulierung erhalten bleiben. Dies dient allerdings in der SFT dem Pacing und nicht der Beibehaltung von Mehrdeutigkeiten. Worauf jedoch geachtet wird, sind die Implikationen der verwendeten Ausdrücke und des Kontextes, in dem gesprochen wird.

Wenn z. B. eine SozialarbeiterIn nach der Anzahl der Kinder fragt, kann hier für die Mutter mitschwingen, dass ihr die Kinder vielleicht weggenommen und in ein Heim eingewiesen werden. Die gleiche Frage, von einer neu hinzugezogenen Nachbarin gestellt, kann Interesse implizieren.

Implikationen, die für die KlientIn in der Wortwahl enthalten sind, aber für sie selbst im Moment nicht zugänglich und für Außenstehende nicht zu erraten sind, so wie dies in Beispiel 1 der Fall war, können allein mit der Methode der SFT nicht aufgedeckt werden. Hierfür stellen Systemische Strukturaufstellungen eine gute Ergänzung dar.

4.3.3 Ergänzung von Ausgeblendetem
Wir kommen nun zu einem der Hauptrituale der Aufstellungsarbeit: der Ergänzung von vergessenen, tabuisierten und ausgeblendeten Elementen. Durch diese Ergänzung wird ein Bild vollständiger und damit wirksamer.

Die Ergänzungen können unterschiedlichen Zeitaspekten zugeordnet werden:

- Ausblendungen in der Gegenwart entsprechen blinden Flecken, z. B. ungenutzte Ressourcen oder Bereiche, die funktionieren.

- Ausblendungen in der Vergangenheit können Personen sein, zu denen wir uns durch die Nichtlösung des Problems loyal verhalten.
- Ausblendungen in der Zukunft können Ereignisse oder situative Gegebenheiten sein, die nach Erreichen des Ziels eintreten und für die KlientIn schwer zu bewältigen sind, z. B. neidische oder ärgerliche Reaktionen anderer Personen.
- Zeitlose Ausblendungen können das sein, was dem Leben wieder Sinn verleiht.

In Beispiel 1 ergänzte ich die eigene Ausrichtung des Partners und ließ die Klientin dafür eine RepräsentantIn wählen und ihrem Partner gegenüber in Höhe ihres Ziels stellen.

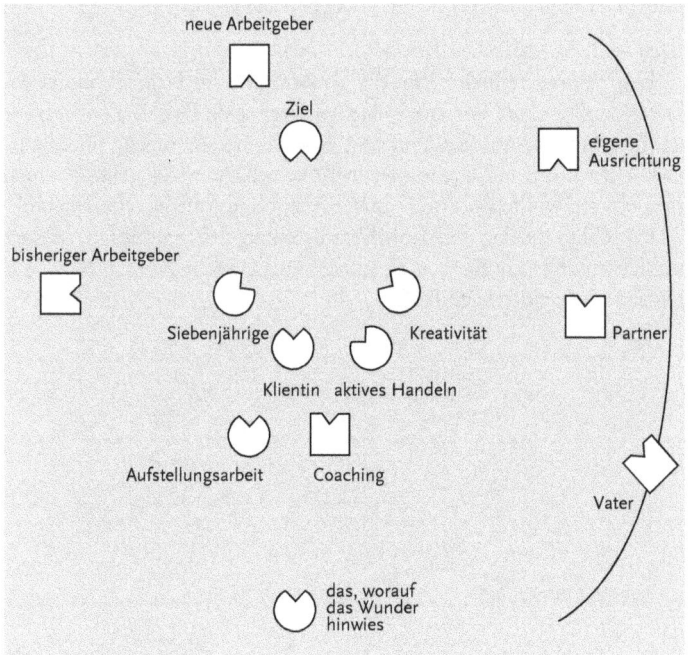

Abb. 8: Lösungsbild

Solche Ergänzungen sind wichtig, da gegenüber Partnern die Gefahr besteht, dass aus Loyalität zu ihnen auf den eigenen Erfolg verzichtet wird, bzw. die Sorge auftauchen kann, dass durch den eigenen Erfolg eine Entfernung zum Partner entsteht. Dieser Loyalitätskonflikt kann aufgelöst werden, indem z. B. gegenüber dem Partner dessen eigenes Ziel aufgestellt wird.

In dieser SySt erwies sich dieser Aspekt als weniger wichtig, da das Thema mit der Kontextüberlagerung beim *Wunder* dominant war.

In vielen Systemischen Strukturaufstellungen steht das Thema „Ergänzung von Ausgeblendetem" im Mittelpunkt und verhilft zur entscheidenden Wende der Aufstellung. Häufig gibt es mit dem Ergänzten dann noch eine Kontextüberlagerung, deren Auflösung zur Lösung führt. Die folgende SySt ist ein gutes Beispiel dafür.

Beispiel 2: Die belastete Firma

Eine Seminarteilnehmerin, die als BeraterIn im Firmenkontext arbeitet, wollte gerne mit ihrem Partner über seine Firma, die insolvent ist, sprechen. Sie litt darunter, dass er alles ohne sie regelte und die finanziellen Probleme sich immer mehr verschärften. Sie achtete seinen Bereich und wollte dort nicht ungebeten, ohne Auftrag, eindringen.

Ich schlug ihr vor, eine Konfliktaufstellung durchzuführen, so dass sie sich ansehen könne, was gegebenenfalls zwischen ihnen stehe. Wir erhielten folgendes erste Bild:

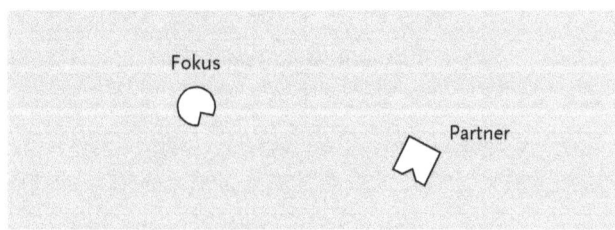

Abb. 9: Erstes Bild

Fokus: Ich sehe mit Abstand auf meinen *Partner.* Meine Beine und Füße sind schwer.

Partner: Ich stehe zur Wand. Sie ist zu dicht vor mir. Ich möchte mich gerne zum *Fokus* umdrehen.

Ich ließ den *Partner* sich umdrehen und den *Fokus* etwas mehr Abstand nehmen. Durch die Zuwendung zum *Fokus* entstand mehr Nähe, diese glich ich aus, indem ich den *Fokus* zwei Schritte zurücktreten ließ.

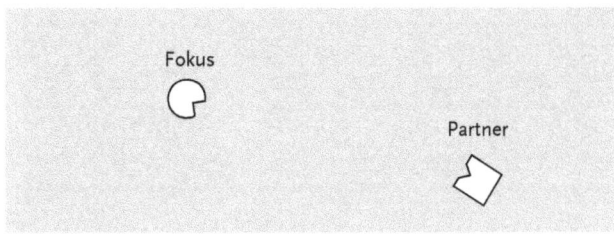

Abb. 10: Zweites Bild

Beide RepräsentantInnen beschrieben, dass sie sich zwar ansehen könnten, aber etwas dazwischenstehe.

Daher ließ ich als Nächstes die insolvente Firma des Partners dazustellen.

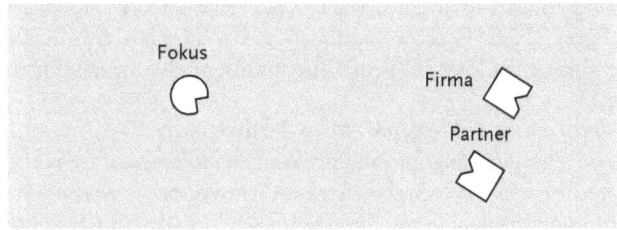

Abb. 11: Drittes Bild

Der *Fokus* äußerte, dass immer noch etwas zwischen ihr und dem *Partner* stehe. Der *Partner* nahm die *Firma* kaum wahr. Die *Firma* selber fühlte sich schwer belastet.

Da der Partner kaum auf die *Firma* reagierte und die *Firma* nicht direkt zwischen *Fokus* und *Partner* stand, ließ ich noch *das, was zwischen Partner und Fokus steht,* von der KlientIn ergänzen.

Bei Systemischen Strukturaufstellungen ist es möglich, auch dann etwas zu ergänzen, wenn nur klar ist, *dass* etwas fehlt, aber noch unklar ist, *was* fehlt.

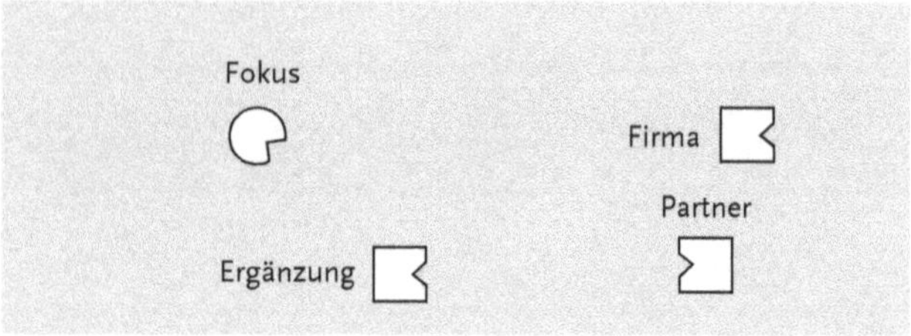

Abb. 12: Viertes Bild

Da sowohl *Firma* wie auch *das, was zwischen Fokus und Partner steht,* in die gleiche Richtung blickten, ließ ich als Test *Firma* und die *Ergänzung* den Platz tauschen. Beide reagierten erleichtert.

Der Platztausch dient als Test, ob eine Kontextüberlagerung vorliegt. Wenn etwas sich an einem fremden Platz wohler fühlt[40], nehmen wir das als Hinweis, dass eine Überlagerung vorliegt. In diesem Fall ist die Firma mit etwas aus dem System des Partners überlagert. Anschließend gehen beide RepräsentantInnen wieder an ihren ursprünglichen Platz zurück. Es folgt ein Ritual zur Auflösung der Kontextüberlagerung.

Dieses wurde auf folgende Weise durchgeführt:

Die *Firma* ging langsam mit Blickkontakt *auf das, was zwischen Fokus und Partner steht,* zu, bis sie ganz dicht vor der *Ergänzung* stand. Hierdurch verschmolz sie gewissermaßen mit der *Ergänzung* und wurde quasi „identisch mit ihr". In diesem Moment drehte ich die *Firma* um, so dass sie *das, was zwischen Fokus und Partner steht*, nicht mehr sah, also maximal getrennt davon war. Auf diese Weise erlebte die *Firma* den größten Unterschied zwischen Verschmolzen- und Getrenntsein. Dieser Unterschied gibt einen Hinweis in die Richtung, in die es gehen soll: Trennung von Überlagerndem und Überlagertem.

---

40 ... oder an einem hierarchisch übergeordneten Platz oder gänzlich fremden Platz ganz wie zuvor fühlt ...

Nach diesem Ritual atmete die Firma ganz erleichtert auf. Sie fühlte sich befreit und bei sich angekommen. Der Repräsentant der Firma war völlig überrascht über diesen großen Unterschied.

Der *Partner* äußerte, dass er sich sehr belastet fühlte, als er zur *Firma* sah. Daher ließ ich noch ein **Rückgaberitual** durchführen: Der *Partner* hielt symbolisch eine Last in seinen Händen und legte sie mit den ihm vorgeschlagenen Worten: „Dies habe ich über dich bekommen und gebe es nun wieder an dich zurück, damit du es an den richtigen Platz geben kannst" vor die Füße der *Firma*. Diese nahm die Last auf und hob sie an ihren Oberkörper. Die *Firma* äußerte: „Ja, das gehört zu mir. Mich macht es stärker."

Der *Partner* atmete erleichtert auf. Durch dieses Ritual konnten er und die *Firma* jeweils für sich selbst stehen, und er wurde für seine Partnerin als Partner zugänglich.

Ich stellte den *Fokus* noch neben ihren *Partner*, die *Firma* gegenüber vom *Partner,* der auch Eigentümer ist, und die *Ergänzung* seitlich in die Nähe des *Partners. Fokus* und *Partner* sahen sich an und lächelten. Sie konnten sich wieder in die Augen sehen. Der *Partner* sah interessiert auf die *Firma* und mit Achtung auf *das, was zwischen ihm und dem Fokus stand.* Dieses blickte wohlwollend auf ihn.

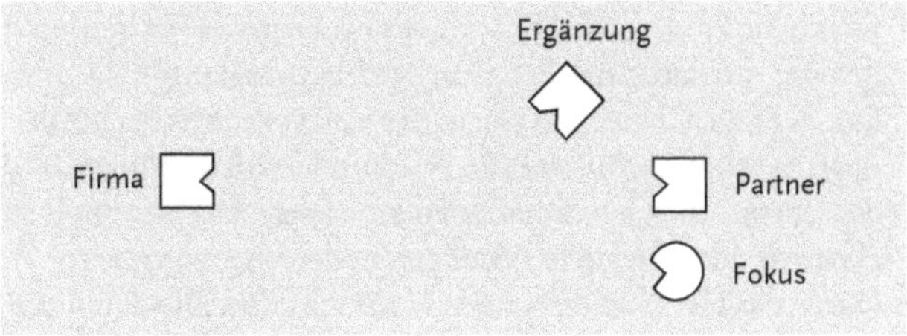

Abb. 13: Lösungsbild

Übung 19: Verwandlung gemeinsamen Leidens in gemeinsame Freude
Nehmen Sie etwas, das Sie gerne erreichen möchten, und stellen Sie sich die Frage, wem (welcher Person) Sie unähnlicher werden durch das Erreichen Ihres Ziels. Durch Klärung dieser Frage kann ein relevanter ausgeblendeter Aspekt Ihres Anliegens deutlich werden.

Falls Sie eine Person gefunden haben, dann suchen Sie sich ein Symbol für sich, die Person und ihr Ziel aus und ordnen Sie die Symbole im Raum an (wie in Übung 18). Stellen Sie sich an den Platz Ihres Symbols, und blicken Sie zur anderen Person und sagen beispielsweise zu ihr:

„Du hast es schwer gehabt ... und das, was ich erreichen möchte, konntest du nicht erreichen. ... Wenn ich es jetzt leichter haben sollte als du ... dann blick bitte freundlich auf mich. ... Es wäre schön, wenn du dich mit mir daran freuen könntest!"

Variieren Sie diese Sätze, so wie es für ihr Beispiel passt.

Spüren Sie nach, welchen Unterschied Sie nun empfinden, wenn Sie auf Ihr Ziel blicken. Die Sätze helfen oft, gemeinsames Leid (an der Nichtlösung) in gemeinsame Freude (an der Lösung) umzuwandeln.

Ergänzung von Ausgeblendetem bei der SFT:

Kontextüberlagerungen entsprechen ausgeblendeten Aspekten des gegenwärtigen, vergangenen, zukünftigen und zeitlosen Kontextes. Ergänzung von Ausgeblendetem finden wir auch beim lösungsfokussierten Vorgehen, nämlich:

- Durch Fragen nach Ausnahmen vom Problem. Dadurch finden wir vergessene gegenwärtige Ressourcen.
- Durch die Frage: „Was ist statt des Problems da?" Hierdurch finden wir die durch das Problem verdeckte Lösung.
- Durch Fragen danach, wann in der Vergangenheit bereits das Ziel oder Aspekte davon erreicht waren und welche Unterschiede in den entsprechenden Situationen zu finden sind. Dadurch entdecken wir ausgeblendete Lösungen in der Vergangenheit.
- Durch das Herausarbeiten von Unterschieden. Dies kann zur Verdeutlichung der Motivation der KlientIn führen, zu dem, was sie eigentlich will, etwa mithilfe der Frage „Und was ist noch anders?" bei der Wunderfrage. Es können neue Themen auftauchen, die zuvor aufgrund der Tunnelsicht auf den Problemzustand überlagert waren.
- Durch das Herausarbeiten der Konsequenzen der Lösung z. B. in der Wunderfrage durch Fragen zum Kontext des Wunders. Hierdurch können eventuelle zukünftige Hindernisse aufgedeckt und bearbeitet werden.

- Durch die Wunderfrage, die den Zugang zu einem sinnvollen Leben erleichtert.

Mithilfe dieses Vorgehens kann die Lösung von Überlagerungen befreit werden, doch sind meines Erachtens die Systemischen Strukturaufstellungen und die SFT unterschiedliche Zugänge zu unterschiedlichen Überlagerungen. Beide Verfahren können sich dadurch sinnvoll ergänzen.

Die Antworten auf die lösungsfokussierten Fragen werden durch *bewusstes* Nachdenken gefunden. Ergänzungen finden wir bei den Systemischen Strukturaufstellungen mithilfe der repräsentierenden Wahrnehmung. Dadurch können schon bekannte wie unbekannte Themen auftauchen. Deren Bearbeitung (Durchführen von integrierenden Prozessen) kann die KlientIn auch dann als hilfreich erleben, wenn sie den Prozess nicht inhaltlich zuordnen kann. So konnte die KlientIn in Beispiel 2 nicht inhaltlich zuordnen, was *das, was zwischen ihr und ihrem Partner stand,* in der Außenwelt bedeutet. Trotzdem erlebte sie die SySt als hilfreich. Etwas, das sie die ganze Zeit wahrgenommen hatte, wurde hier sichtbar gemacht, und es wurde ihm ein passender Platz zugeordnet. Der nicht diskursiv, sondern körperlich erlebte neue Zusammenhang genügte als Zugang zu neuen Ressourcen.

Systemische Strukturaufstellungen helfen auf andere Weise, Ausgeblendetes zu finden, als die lösungsfokussierte Gesprächsführung. Daher bilden sie eine wichtige Ergänzung zur verbalen Form der Lösungsfokussierung.

4.3.4 Perspektivenwechsel

Ein Hauptaspekt der SySt ist, dass die KlientIn buchstäblich in die Perspektive anderer Personen oder Aspekte hineinsteigen kann. Dadurch kann sie das gleiche Bild aus verschiedenen Perspektiven betrachten und erleben. Insbesondere für Konfliktsituationen ist dieses Vorgehen sehr hilfreich.

Beispiel 3: Welcher Firmenname?

Zwei Firmengründer hatten sich von ihrem dritten Firmengründer getrennt, da dieser eine neue, eigene Firma aufbauen wollte. Sie hatten vor, einen dritten Partner in die Firma hereinzunehmen, und überlegten sich, ob sie den alten Firmennamen beibehalten oder ihn ändern sollten. Obwohl sie sich sehr gut verstanden, gelang es ihnen in diesem Punkt nicht, sich zu einigen.

Sie waren zum Seminar mit ihrem neuen Partner angereist. Da dieser noch wenig über die Firma wusste, ließen wir ihn das Bild mit Symbolen stellen, d. h., wir ließen ihn im Raum für die beiden Firmengründer die Symbole A und B, für sich selbst das Symbol D und für den ehemaligen Firmengründer das Symbol C auswählen und sie auf dem Boden anordnen. Es ergab sich folgendes Bild:

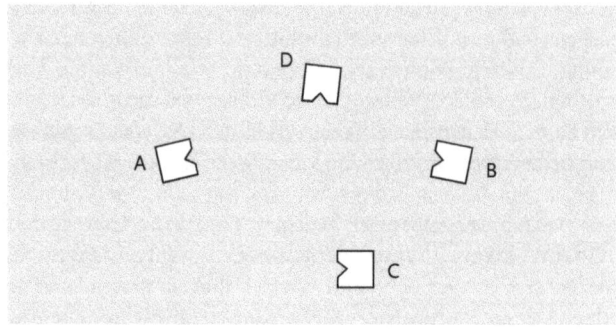

Abb. 14: Anfangsbild

Ich bat A, an die Stelle von B zu gehen, und B an die Stelle von A. Als die Firmengründer an diesen Plätzen standen, sahen sie sich an und lachten und begannen, miteinander zu sprechen. Durch das Erleben der Position des anderen entstand eine Form des Verständnisses, so dass sie sich nun über den Firmennamen konstruktiv auseinandersetzen konnten.

Welchen Unterschied es macht, die Perspektive eines anderen mit dem ganzen Körper zu erleben, kann Ihnen die nächste Übung verdeutlichen.

Übung 20: Senden und Empfangen einer Botschaft
Überlegen Sie sich eine Situation, in der Sie jemandem eine Botschaft übermitteln wollten, Ihnen dies zunächst aber nicht gelang. Es ist günstig, diese Übung zu zweit durchzuführen.

Wählen Sie je ein Symbol für sich selbst und für die andere Person, und ordnen Sie die beiden Symbole auf dem Boden an, wie in Übung 18 beschrieben. Stellen Sie sich jetzt an Ihren Platz, und spüren Sie nach, welche Unterschiede Sie in Ihrem Körper wahrnehmen können. Äußern Sie nun laut die Botschaft an Ihr Gegenüber. Verlassen Sie anschließend Ihre Rolle, indem Sie Ihren Platz verlassen, sich schütteln, einige Schritte gehen und Ihren Namen laut sagen.

Gehen Sie nun an den Platz Ihres Gesprächspartners, und spüren Sie nach, welche Unterschiede Sie diesmal in Ihrem körperlichen Erleben wahrnehmen können. Bitten Sie nun Ihre ÜbungspartnerIn, eine entspannte Hand in Augenhöhe über Ihr Symbol zu halten und Ihre gesandte Botschaft im gleichen Wortlaut und Tonfall zu wiederholen. Achten Sie darauf, was Sie an der Stelle Ihres Gesprächspartners jetzt hören und wahrnehmen. Ist es das, was Sie senden wollten?

Wenn nicht, gehen Sie, nachdem Sie sich „entrollt" haben, nochmals an Ihre eigene Stelle, und senden Sie Ihre Botschaft nochmals, aber mit anderen Worten und/oder in anderem Tonfall. Anschließend entrollen Sie sich wieder und überprüfen am Platz Ihrer GesprächspartnerIn, welche Botschaft empfangen wurde. Wenn Sie mit dem Resultat noch nicht zufrieden sind, können Sie diesen Prozess so lange fortsetzen, bis es Ihnen gelingt, Ihre Botschaft zu senden.

Perspektivenwechsel in der SFT

In der SFT werden Perspektivenwechsel durch Fragen herbeigeführt. Mithilfe der Wunderfrage gelingt z. B. ein zeitlicher Perspektivenwechsel vom Problem- in den Lösungszustand. Fragen zum Kontext des Wunders, also den Reaktionen anderer auf das Wunder, erfordern einen Perspektivenwechsel von der KlientIn, damit diese Fragen beantwortet werden können. Lösungsfokussierte Fragen, die einen Perspektivenwechsel erfordern, sind z. B.:

- Was vermuten Sie, wie X auf Ihr Verhalten reagiert?
- Woran würde X bemerken, dass für Sie das Wunder passiert ist?
- Angenommen, Ihr Mitarbeiter verhält sich Ihnen gegenüber loyal, wie würde Ihr Chef darauf reagieren?
- Angenommen, Sie haben Ihr Ziel erreicht, wie reagiert Ihre PartnerIn darauf?
- Woran merken Sie am Morgen, dass das Wunder eingetreten ist?

In gewissem Sinn werden durch solche zirkulären Fragen Aufstellungs-
sequenzen in der Imagination durchgeführt. Das Erleben ist dabei meist
etwas schwächer und weniger präzise als bei der Verwendung von Systemischen Strukturaufstellungen (vgl. dazu auch Übung 20).

4.3.5 Probehandeln und Testen von Auswirkungen

Mithilfe der Systemischen Strukturaufstellung kann die KlientIn in der
Beratungsitzung zukünftige Handlungen erproben und auf ihre Auswirkungen hin testen. So können z. B. in der Beratungssitzung mithilfe
von Symbolen als RepräsentantInnen:

- anstehende Dialoge durchgeführt werden, indem die KlientIn ab-
  wechselnd ihre Perspektive und die der GesprächspartnerIn(nen)
  einnimmt; im Gegensatz zum Rollenspiel wird bei der SySt die
  Perspektive der anderen durch repräsentierende Wahrnehmung
  eingenommen, die zwar beim Rollenspiel auch vorhanden, aber
  mehr mit eigenen Vorstellungen und kreativer Gestaltung durch-
  mischt ist; oft können durch die repräsentierende Wahrnehmung
  relevante Aspekte deutlich werden, die für die KlientIn ganz neu
  sind und sich bei Überprüfung als richtig erweisen;
- auf einer Zeitlinie Schritte in Richtung auf das Wunder erprobt
  werden (siehe auch 4.2.1, Zielannäherungsaufstellung);
- Maßnahmen auf ihre Wirkungen hin getestet werden anhand der
  Reaktionen der RepräsentantInnen;
- Thesen überprüft werden;
- in der multiplen Entscheidungsaufstellung die Entscheidungsal-
  ternativen von der KlientIn eingenommen und am eigenen Körper
  ihre Auswirkungen erlebt werden;
- durch Einnehmen unterschiedlicher Perspektiven Auswirkungen
  der Veränderung auf andere Personen und Kontextfaktoren überprüft werden;
- unterschiedliche Maßnahmen getestet werden;
- Vermutungen, Hypothesen und „Bauchgefühle" verdeutlicht und
  überprüft werden.

Beispiel 4: Familie oder Beruf
Eine SeminarteilnehmerIn musste sich entscheiden zwischen einem
„lukrativen Stellenangebot, verbunden mit beruflichem Aufstieg und

wenig Zeit für ihre Familie" oder „den Schwerpunkt auf die Familie zu legen", was für sie eine reale Alternative war, da ihr Mann gut verdiente. Auf die Wunderfrage antwortete sie, dass sie nach dem Wunder klare Kriterien hätte, sich zu entscheiden, und wüsste, was für sie das Richtige wäre. Sie hätte eine erfolgreiche Zukunft vor sich, und ihre Kinder bräuchten weniger Zeit. Ihr sei aber sehr unklar, wie das möglich wäre. Im ersten Bild ordnete sie die RepräsentantInnen folgendermaßen an:

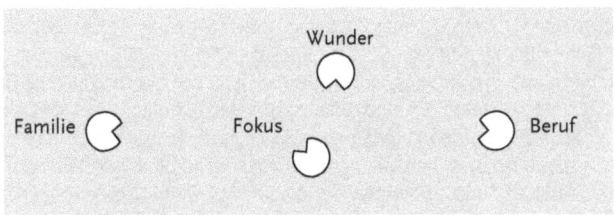

Abb. 15: Anfangsbild

Ich stellte die RepräsentantInnen auf folgende Weise um:

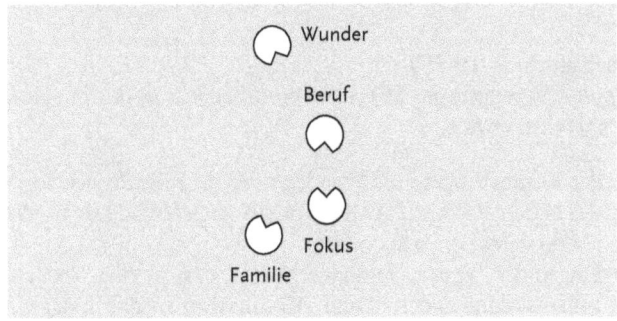

Abb. 16: Lösungsbild

Im Lösungsbild spürte der *Fokus* einerseits Kraft durch die Ausrichtung und andererseits Geborgenheit durch die *Familie*, stützend hinter ihm. Ich ließ die KlientIn an die Stelle ihres *Fokus* wechseln und einige Schritte mit der *Familie* im Rücken auf ihr *Wunder* zugehen. Sie berichtete, dass ihr nun Ideen kamen, wie sie Familie und Beruf verbinden könnte: Sie wollte zunächst in ihrer Firma als Freelancer weiterarbeiten und ihre freie Zeit voll den Kindern widmen. In etwa einem Jahr wollte sie nach einer Stelle Ausschau halten, die ihr außer mehr Geld auch noch ein neues berufliches Feld eröffnen könnte.

Übung 21: Dialogführung

Erweitern Sie die Übung 20 damit, dass Sie auf dem Platz Ihrer GesprächspartnerIn auf Ihre gesendete Botschaft antworten. Gehen Sie nach dem „Entrollen" auf Ihren eigenen Platz und spüren Sie nach, welche Botschaft Sie hier empfangen (lassen Sie dazu Ihre ÜbungspartnerIn den gesendeten Satz nochmals wiederholen). Antworten Sie jetzt auf die empfangene Botschaft, und wechseln Sie nochmals nach einer Entrollung auf den Platz Ihrer GesprächspartnerIn. Spüren Sie wieder nach, wie die gesendete Botschaft hier ankommt (Ihre ÜbungspartnerIn wiederholt wieder Ihre gesendete Botschaft) und antworten Sie darauf. Auf diese Weise können Sie einen Dialog als Probehandlung durchführen. Verläuft der Dialog in eine ungünstige Richtung, können Sie mit einer anderen Startbotschaft nochmals beginnen.

Die Übung ist z. B. geeignet vor schwierigen Sitzungen, wichtigen Gesprächssituationen, Konflikt- und Vorstellungsgesprächen.

Probehandeln in der SFT

In den Sitzungen der SFT wird Probehandeln in der Imagination durchgeführt, etwa bei:

- den Kontextfragen zum Wunder, wenn die KlientIn sich vorstellt, wie andere Personen auf ihr Wunder reagieren und sie wiederum auf diese reagiert usw., oder
- Fragen des Typus „Woran merken Sie, dass ... eingetreten ist?", „Was ist dann anders?" und „Was machen Sie da?" oder
- Skalenfragen wie „Woran merken Sie, dass Sie einen Punkt höher auf der Skala sind?", „Was machen Sie da?".

Am Ende der ersten Sitzung wird der KlientIn ein Experiment vorgeschlagen, das ihr hilft, erste Schritte in Richtung Wunder zu setzen. Insbesondere, wenn die KlientIn zur Interaktionsgruppe *Kunde* gehört, kann man Vorschläge für erste Handlungen geben, z. B.:

- Machen Sie mehr von dem, was schon läuft.
- Es hat uns sehr beeindruckt, dass Sie nicht aufgegeben haben, sondern im Gegenteil es Ihnen gelang, ... zu tun. Und wir schlagen Ihnen vor, dies weiterhin zu tun. Sie sind bereits auf der richtigen Fährte.
- Suchen Sie sich zwei Tage in der Woche aus, an denen Sie so tun, als ob das Wunder bereits eingetreten ist!

Handlungen werden in der SFT also eher zwischen die Sitzungen verlagert. Dies ermöglicht der KlientIn, eigenverantwortlich zu handeln und schneller von der BeraterIn unabhängig zu werden.

4.3.6 Einbeziehung des Körpers
Bei Systemischen Strukturaufstellungen wird der Körper auf mehrfache Weise einbezogen:

1. Die Art und Weise, wie die RepräsentantInnen gestellt werden (siehe dazu Übung 22), bezieht den Körper als Messinstrument für die Adäquatheit der Plätze mit ein, d. h., in das Stellen der RepräsentantInnen fließt das implizite körperliche Wissen der KlientIn mit ein.
2. Während der Aufstellung fungiert der Körper der RepräsentantInnen als Messinstrument für Informationen bezüglich der Beziehungsgestaltung des repräsentierten Systems.
3. Verhalten und Empfindungen abwesender Personen- und Personengruppen können mithilfe des Körpers der RepräsentantInnen simuliert werden. Dabei beziehen sich sowohl verbale wie auch nonverbale Äußerungen einzelner RepräsentantInnen auf das, was sie repräsentieren.
4. Eigene Erfahrungen der RepräsentantInnen können mit ihren repräsentierenden Empfindungen in Resonanz gehen und die jeweilige RepräsentantIn an Eigenes erinnern. Dadurch kann die RepräsentantIn während der Repräsentation auch für ihr eigenes System hilfreiche Erfahrungen machen. Die Resonanz verfälscht unserem Eindruck nach die repräsentierende Wahrnehmung nicht in nennenswertem Umfang.
5. Im Lösungsbild kann die KlientIn am eigenen Körper die Lösung erfahren.

6. Mit der *Infrarotübertragung*, bei der der Fokus seine in der Aufstellung erworbenen Erfahrungen über Blickkontakt der KlientIn „weitergibt" (siehe das folgende Beispiel 5), können körperliche Erfahrungen übermittelt werden.

Letzterer Punkt weist darauf hin, dass beim Verstehen sowohl verbale kognitive als auch körperliche Erfahrung eine Rolle spielen. Diese körperliche Erfahrung kann über die *Infrarotübertragung* weitergegeben werden.

Beispiel 5: Infrarotübertragung von Wissen

Eine Seminarteilnehmerin fragte einmal, ob auch Wissen durch die Infrarotübertragung vermittelt werden kann. Matthias Varga von Kibéd (M.V.) hatte gerade Erläuterungen zu Wittgenstein gegeben. Sie wollte gerne Wittgenstein besser verstehen können. M.V. ließ sie RepräsentantInnen für sich als ihren Fokus und ihn (M.V.) stellen und sie an die Stelle ihres Fokus treten. Nach der *Infrarotübertragung*, in der sie über den Blickkontakt von den Augen des Repräsentanten des Seminarleiters nahm, äußerte sie überrascht, dass ihr jetzt vieles klarer sei, sie dies jedoch noch nicht in Worten wiedergeben könne. Später bestätigte sie, dass ihr die Wittgensteinlektüre nun leichter gefallen sei.

Übung 22: Erfahrung von implizitem körperlichem Wissen

Diese Übung ist zu zweit durchzuführen. Wählen Sie sich ein Thema, bei dem Sie gerne einen Überblick gewinnen möchten. Wählen Sie die Teile aus, die für Sie zum Thema gehören, und suchen Sie sich für die Teile Symbole aus. Während Sie Ihr erstes Symbol stellen, lassen Sie Ihre ÜbungspartnerIn dazu folgende Tranceinduktion sprechen:

„Atme gut durch ... spür, wie deine Füße den Boden berühren ... und deine Hände das Symbol halten ... und mach einen Schritt nach vorne ... und folge der Bewegung, die gerade entstanden ist ... Lass dich überraschen, wo deine Füße dich hinführen ... Irgendwo mag es sich für dich stimmiger anfühlen. ... Folge deinen Händen, die dein Symbol tragen. ... Wenn eine Stelle sich für dich passend anfühlt ... kannst du dein Symbol dort hinlegen ... überprüfe, in welche Richtung es blickt."

Diese Art der Tranceinduktion gewährleistet, dass eine RepräsentantIn (Symbol oder Person) mithilfe des körperlichen Wissens gestellt wird und nicht bloß aus einer kognitiven Überlegung heraus.

Die weiteren Symbole können Sie auf die gleiche Weise aufstellen und anschließend ihre Aufmerksamkeit auf das gestellte Bild richten. Macht es für Sie einen Unterschied, Ihr Thema auf diese Weise zu betrachten? Sie können einige Umstellungen ausprobieren und die Unterschiede testen.

Einbeziehung des Körpers in der SFT

In der SFT wird auf körperliche Veränderungen bei der KlientIn während der Beantwortung von Fragen geachtet. Während der Tranceinduktionen in Lösungszustände verhält sich der Körper der KlientIn so, als ob das Wunder schon eingetreten ist. Dennoch ist das körperliche Erleben während einer SySt noch detaillierter und intensiver.

4.3.7 Einführung von Skalenarbeit und Zeit

Normalerweise eröffnet eine SySt einen zeitlosen Raum, d. h., aus der Stellung der RepräsentantInnen kann nicht erschlossen werden, in welcher Zeit sie stehen. Werden die RepräsentantInnen jedoch für das Lösungsbild umgeordnet, und enthält die SySt so etwas wie eine Ausrichtung (z. B. Ziel, Wunder, eigenen Weg, Kunden, zukünftiges Projekt), dann entsteht eine implizite **Zeitlinie** zwischen Fokus und dieser Ausrichtung. Hinter dem Fokus kann dann Vergangenes angeordnet werden. In der Zielannäherungsaufstellung stellen wir von Beginn an eine Zeitlinie, um zu überprüfen, ob die Elemente in den für sie passenden Zeitbereich gestellt wurden. Eine Umstellung kann gegebenenfalls helfen, Abstand zu schaffen oder Zukünftiges in den Blick zu nehmen.

Die Arbeit auf der Zeitlinie ermöglicht es, Schritte in die Zukunft zu unternehmen und mit auftauchenden Hindernissen zu arbeiten. Dabei entspricht die Arbeit auf der Zeitlinie der Arbeit mit Skalen in der SFT. Hier wird die Zeit als Weg aufgefasst, auf dem wir uns vorwärtsbewegen. Wir nennen dies den *Iter-Modus*[41].

Eine ganz andere Form der Übertragung von Skalenarbeit in die SySt ist die Arbeit mit **skalierten RepräsentantInnen**. Darunter verstehen wir phasenweise freie RepräsentantInnen, die auf einer am Boden

---

41 Die Begriffe *Iter-Modus* und *Flux-Modus* hat Matthias Varga von Kibéd eingeführt.

gestellten (markierten) Skala von 0 bis 10 sich nach jeder Intervention oder auf Zuruf frei bewegen können und auf diese Weise anzeigen, wo auf der Skala sich die KlientIn gerade bezüglich Ihres erwünschten Zustands befindet. Hier wird die Zeit als Fluss aufgefasst, der durch die KlientIn fließt. Wir nennen dies den *Flux-Modus*.

Es folgt ein Beispiel für den *Iter-Modus*.

Beispiel 6: Wenn das Trauma gegenwärtig bleibt

Eine KlientIn von mir war von ihrem Partner mehrfach misshandelt worden und wachte, obwohl sie sich bereits getrennt hatte, häufig mit Albträumen auf. Auch tagsüber tauchten Flashbacks insbesondere im Zusammenhang mit drei Situationen auf. Da sie die traumatischen Situationen als gegenwärtig erlebte, machte ich mit ihr eine Zielannäherungsaufstellung. Dazu ließ ich sie Symbole für sich selbst, ihren eigenen Weg, die drei Situationen und ihren ehemaligen Partner wählen. Sie ordnete die Symbole und die Zeitzonen folgendermaßen an:

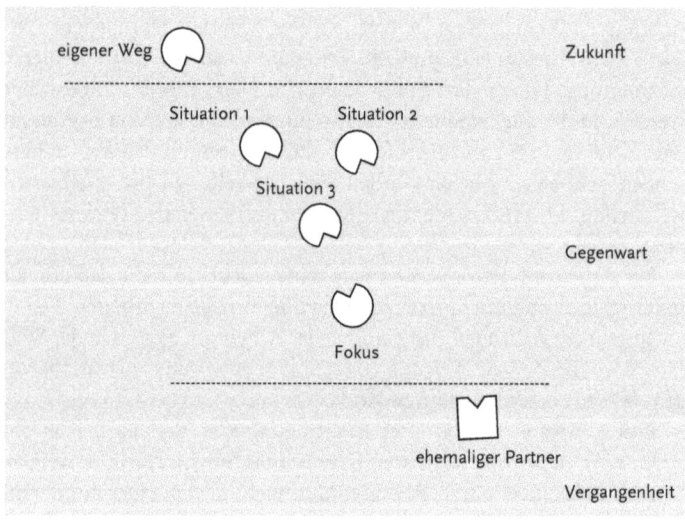

Abb. 17: Anfangsbild

Die KlientIn erlebte an der Stelle des Fokus etwas bedrohlich im Rücken und war blockiert in Bezug auf die Zukunft.

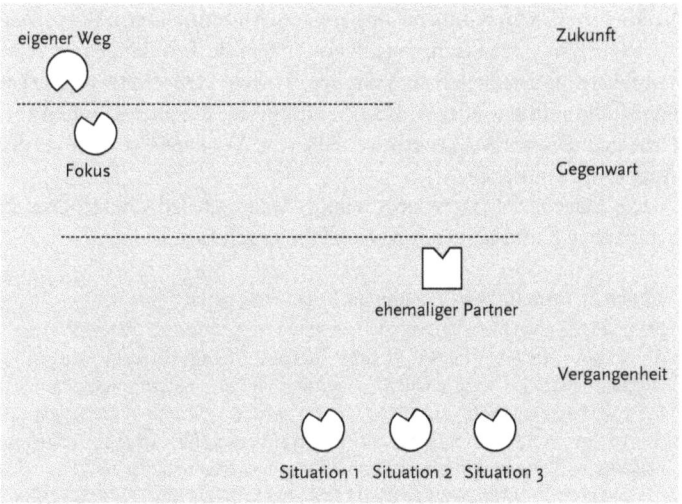

Abb. 18: Lösungsbild

Die KlientIn hatte an der Stelle des Fokus jetzt den Blick frei in die Zukunft. Es fühlte sich jedoch weiterhin für sie im Rücken bedrohlich an. Daher drehte ich sie in Richtung Vergangenheit, um auch eine Klärung mit dem Partner zu ermöglichen.

Sie reagierte überrascht darüber, wie weit entfernt die drei *Situationen* waren. Bislang wusste sie zwar kognitiv, dass die traumatischen Situationen vergangen waren, ihr Körper hatte dies jedoch zuvor noch nicht realisiert. Ich ließ sie folgende Sätze zum ehemaligen *Partner* sagen: „Ich habe dich sehr geliebt, und du warst mir sehr wichtig. Die Liebe, die ich mit dir erfahren durfte, bleibt gut. Das, was mich an meinem eigenen Weg hinderte, das lass ich bei dir."

Zum Zeichen, dass die Misshandlungen zur Verantwortung des Partners gehören, ließ ich sie symbolisch diese an den *Partner* zurückgeben, indem sie ein Symbol für „die Belastungen" vor sein Symbol legte. Anschließend ließ ich sie nochmals zu den entfernten *Situationen* blicken mit den Worten: „Ihr seid schon lange vorbei. Ihr dort ... und ich jetzt hier."

Anschließend drehte sich die KlientIn wieder zum *eigenen Weg* um. Sie atmete erleichtert auf und ging einige Schritte auf ihren *eigenen Weg* zu. Ich ließ sie diese Erfahrung ankern, indem sie ihre Hände zum Herzen führte, und begleitete dies mit den Worten: „Du kannst dich gegebenenfalls immer wieder umblicken und sehen, wie weit sie schon entfernt sind. Die nächsten Schritte auf deinem Weg kannst du dann in der Außenwelt vollziehen."

Die Flashbacks traten noch einige Male auf, jedoch verblasst in Schwarzweiß und ohne das bedrohliche Empfinden.

> **Übung 23: Distanzierung von traumatischen Ereignissen**
> Nehmen Sie eine Situation, von der Sie gerne mehr Abstand hätten. Wählen Sie eine mittlere Situation aus, es sollte für diese Übung eine nicht allzu traumatische Situation sein. Wählen Sie Symbole für sich selbst, ihren eigenen Weg und die Situation, und stellen Sie die Symbole mit ihrem körperlichen Wissen (im Sinne der Übung 22) auf. Stellen Sie sich auf Ihr Symbol, und registrieren Sie die repräsentierende Wahrnehmung an dieser Stelle.
> Stellen Sie nun die Symbole nach folgenden Kriterien um: Der *Fokus* sollte mit Blickkontakt zum *eigenen Weg* stehen. Legen Sie die *traumatische Situation* in großer Entfernung hinter den *Fokus*.
> Wenn Sie nochmals an die Stelle Ihres *Fokus* treten, welche Unterschiede können Sie wahrnehmen?

Skalenarbeit und Zeit in der SFT

Diese Aspekte haben einen wichtigen Platz in der SFT (siehe ausführlich 3.1). Der zeitliche Aspekt erlangt in erster Linie in der Wunderfrage Bedeutung, in der durch eine Tranceinduktion die KlientIn in den Zustand nach dem Wunder versetzt wird und gegenwärtig zukünftige Veränderungen erleben kann. In den Systemischen Strukturaufstellungen wird der Aspekt des Erlebens noch deutlicher, wie ein Vergleich von Wunderfrage und Lösungsaufstellung bei der Befragung von KlientInnen zeigt.

4.4 Lösungsfokussierung im SySt-Modell

In Abschnitt 4.2 haben Sie bereits kennengelernt, auf welche Weisen SySt und SFT kombiniert bzw. gleichzeitig durchgeführt werden können. Beide Verfahren, verbale Gesprächstechnik der SFT und Strukturaufstellungsarbeit des SySt-Modells, können lösungsfokussiert verwendet werden. In diesem Sinn verstehe ich die **Lösungsfokussierung** als einen **Oberbegriff**, der sich in unterschiedlichen Vorgehensweisen zeigen kann. Im Folgenden zeige ich, in welcher Hinsicht die SySt auch als ein lösungsfokussiertes Verfahren verstanden werden können. Hierzu führe ich nochmals die Kriterien aus Kapitel 2 an und erläutere jeweils, wo diese **Kriterien** im SySt-Modell wiederzufinden sind.

4.4.1 Unabhängigkeit von Problem und Lösung

Diesen Grundsatz der Lösungsfokussierung finden wir in verschiedenen Aspekten bei den Systemischen Strukturaufstellungen wieder:

a) Eine Problemanalyse ist nicht immer notwendig[42]

Mit den SySt können wir aufstellen, ohne das Problem der KlientIn im Detail zu kennen. Es reicht zu wissen, welche Elemente zum System, das verändert werden soll, gehören und in welche Richtung die Veränderung gehen soll.

b) Die Lösung zeigt sich im Verschwinden des Problems

Bei den SySt werden die Elemente (z. B. Personen, materielle Gegebenheiten, Abstrakta wie Ziel, Wunder, Ausnahmen) des zu verändernden Systems mit Personen als RepräsentantInnen in den Raum gestellt. Die räumliche Anordnung gibt ihre Beziehungsstruktur wieder. Das Problem liegt (ganz nach Wittgenstein) in der Art und Weise des Zusammenhangs der einzelnen Elemente. Eine Umstellung verändert diesen Zusammenhang. Damit kann das Problem verschwinden, so wie ein Dreieck verschwindet, wenn die Eckpunkte auf eine Linie gelegt werden.

Die Lösung zeigt sich in einer neuen Anordnung der Elemente, innerhalb deren ein Wandlungsprozess in Richtung „besser" stattfindet.

---

42 Natürlich geht es hier zunächst um psychologische und kommunikative Probleme!

Dadurch eröffnen sich neue Handlungsmöglichkeiten. Die Elemente bleiben bestehen und werden nicht entfernt. So entsteht eine Transformation dessen, was ist.

c) Die KlientIn schreibt den Tatsachen neue Bedeutungen zu
Eine andere Art des Verschwindens liegt vor, wenn mithilfe von Prozessarbeit Blockaden (Problemelemente) aufgelöst und wieder in Prozesse überführt werden. Hatten die Elemente bislang negative Bezeichnungen, so ändert sich im Lösungsbild ihre Bedeutung. Wir sprechen hier von *RepräsentantInnen mit intendiertem Reframing*. So können z. B. aus Symptomen hilfreiche Signale werden, aus Hindernissen Ressourcen, aus Angst ein Energiepotenzial.

4.4.2 Konstruktion von Lösungen und Entdeckung von Wundern
Systemische Strukturaufstellungen sind nicht auf die Entdeckung und Durcharbeitung von Traumata ausgerichtet, sondern auf die Konstruktion von Lösungen. Hierzu helfen das lösungsfokussierte Vorinterview, die Ausrichtung auf Ziel und Wunder und lösungsfokussierte Fragen an RepräsentantInnen. Die repräsentierende Wahrnehmung ermöglicht es, das implizite Wissen des Körpers dafür zu nutzen, Fehlendes zu ergänzen und Lösungen mit dem Körper zu entdecken. Die repräsentierende Wahrnehmung der RepräsentantInnen weist auf die Grenzen der möglichen Veränderungen durch Interventionen hin.

4.4.3 Lösungsfokussierte transverbale Sprache
In der transverbalen Sprache wird das Gespräch noch um den Aspekt der repräsentierenden Wahrnehmung erweitert, die die RepräsentantInnen in den Unterschieden ihrer körperlichen Wahrnehmung erleben. Wir erfragen die Unterschiede z. B. mit: „Ist es jetzt besser? Oder schlechter? Oder gleich? Oder ganz anders? – Oder teils, teils?"
Durch dieses unterschiedsbasierte Fragen bekommen wir Hinweise darauf, ob Interventionen hilfreich waren. So kann die LeiterIn Interpretationen vermeiden und dennoch Hinweise für weiteres Handeln erhalten. Die Interventionen sind in letzter Konsequenz meist auf Verbesserungen ausgerichtet. Wenn Verschlechterungen eintreten, können über lösungsfokussierte Fragen an die RepräsentantInnen Hinweise für weitere Schritte erlangt werden.

Die Syntax der lösungsfokussierten transverbalen Sprache zeigt sich in der Grammatik der SySt und den Prinzipien der lösungsfokussierten Gesprächsführung; die Semantik wird durch die KlientIn festgelegt, und die Pragmatik zeigt sich in den Handlungsimpulsen, die durch die Veränderungen in der KlientIn entstehen.

4.4.4 Der Begriff der Lösung

Die verschiedenen Facetten des Lösungsbegriffs aus der SFT finden wir auch bei den Systemischen Strukturaufstellungen wieder.

a) Lösungen als Änderung der Blickrichtung

Der Antwort auf die Wunderfrage entspricht in den SySt das Lösungsbild, in das die KlientIn zum Schluss hineintritt. Wie die Antworten auf die Wunderfrage wird das Lösungsbild als der Beginn von etwas (und nicht etwa als das Ende) betrachtet. Das Beziehungsgefüge der Elemente des abgebildeten Systems ist ein anderes geworden, die Elemente bleiben dieselben. (Es können zwar Elemente ergänzt werden, diese haben jedoch bereits vorher zum System gehört.) Es ändert sich ihre Struktur, die Art und Weise ihres Zusammenhängens, in der Regel durch eine vorherige Änderung der Form (im wittgensteinschen Sinn): So kann z. B. die RepräsentantIn der KlientIn, wenn sie ein Hindernis oder Trauma fixiert, aus dieser ihren Möglichkeitsraum einschränkenden Fixierung durch rituelle Interventionen gelöst werden, so dass sie sich umdrehen und in Richtung auf das Ziel schauen kann.

b) Lösungen als plötzlicher Wandel

Ein plötzlicher Wandel geschieht in den Systemischen Strukturaufstellungen durch:

- das Umstellen der RepräsentantInnen: RepräsentantInnen, die sich nicht sehen können, können z. B. so umgestellt werden, dass sofort Kontakt möglich wird;
- das Ergänzen vergessener Systemelemente: Das Ergänzen vergessener Systemelemente kann von einem Moment auf den anderen das gesamte Beziehungsgefüge verändern;
- Rituale zur Auflösung von Kontextüberlagerungen: Sie verändern die Welt der jeweiligen RepräsentantIn schlagartig;

- Eintritt der KlientIn ins Lösungsbild: Hier wechselt die KlientIn aus dem dissoziierten Zustand in den mit dem Lösungsbild assoziierten Zustand.[43]

c) Lösungen als Ineinandergreifen von plötzlichem und allmählichem Wandel

Plötzlicher Wandel findet in der Stellungsarbeit und in den Ritualen zur Auflösung von Kontextüberlagerungen statt. Allmählichen Wandel finden wir bei den meisten Formen der Prozessarbeit, bei der Arbeit auf der Zeitlinie und beim Säen von Ideen für Handlungsschritte.

d) Lösungen als Beginn von etwas Neuem: Nur eine Lösung

Auch bei den Systemischen Strukturaufstellungen gibt es keine inhaltliche Vorstellung von der Lösung. Die Lösung zeigt sich im Schlussbild der Strukturaufstellung und ist ein Beginn von etwas Neuem. In Folgesitzungen kann an Ergänzungen der Lösung in der transverbalen Sprache der Strukturaufstellungen weitergearbeitet werden. Diese sind keine anderen Lösungen, sondern Entfaltungen und neue Aspekte der *einen* Lösung.

> Folgesitzungen dienen der Entfaltung der Lösung.

Um Interpretationen zu vermeiden, arbeiten wir unterschiedsbasiert:

- Wir fragen z. B. nach Veränderungen bei den RepräsentantInnen mit der Frage: „Ist es schlechter oder besser oder gleich oder anders – oder teils, teils?", denn, wie Steve de Shazer sagt: „Wir können verstehen, was ‚besser' heißt, ohne zu wissen, was ‚gut' heißt."
- Wir sehen unsere Interventionen als Fragen an das System. Sie haben damit Testcharakter und sind als Angebote und nicht als Vorschriften zu verstehen.
- Die Arbeit mit RepräsentantInnen auf der Zeitlinie kann als verkörperlichte Skalenarbeit gesehen werden.

---

43 Dieser abrupte Prozess kann auch durch die Alter-Ego-Methode der SySt-Arbeit abgemildert werden.

e) Lösungen als Möglichkeitsraum noch nicht aktualisierter Möglichkeiten

Die Erfahrung des Wunders wird durch die Strukturaufstellungsarbeit noch erhöht. Dadurch erlebt die KlientIn die neuen Möglichkeiten der Lösung am eigenen Körper. Die Möglichkeit des Probehandelns in Systemischen Strukturaufstellungen macht aus den Möglichkeiten für die KlientIn Wirklichkeiten. Die Interventionen der LeiterIn können als Fragen mit „Angenommen ..." aufgefasst werden, die Antworten der RepräsentantInnen als mögliche Auswirkungen der Interventionen und die Reaktionen der KlientIn als Verifikation oder Falsifikation des Genannten. Die Reaktionen der KlientIn machen aus den Angeboten der SySt Aussagen. Die Welt der KlientIn wird durch diesen Prozess erweitert, und für sie erhöhen sich dadurch ihre Wahlmöglichkeiten.

4.4.5 Hilfe zur Selbsthilfe

In der SFT greift die BeraterIn nur in Form von Fragen ein, am Ende der Sitzung macht sie gegebenenfalls einige hilfreiche Vorschläge, die die KlientIn aufgreifen kann oder nicht. Auf diese Weise und mit interessiertem Schweigen unterstützt sie den Lösungsprozess der KlientIn. Obwohl in den Systemischen Strukturaufstellungen die LeiterIn sehr viel aktiver mit Vorschlägen eingreift, können wir die Interventionen auch hier als Hilfe zur Selbsthilfe verstehen.

a) Interpretationsabstinenz bei der LeiterIn der SySt

Die Interventionen der LeiterIn sind als Fragen an das System zu verstehen, die Antworten der RepräsentantInnen als Möglichkeiten. Auch hier ist es wichtig, dass die LeiterIn keine fixen Vorstellungen von der Lösung hat, sondern sich von der SySt überraschen lässt.

b) Klient-Berater-Beziehung

Den lösungsfokussierten Grundsatz des *Leading from one step behind* finden wir auch bei den Systemischen Strukturaufstellungen. Auch hier überlassen wir der KlientIn die inhaltliche Führung, die BeraterIn führt mithilfe der Fragen und der Methodik der SySt. Die Interpretation der Bilder und Äußerungen der RepräsentantInnen bleibt bei der KlientIn.

c) *Interventionen als Wiedererinnerung an eigene Fähigkeiten und Lösungen*

Auch wenn durch die Aktivität der RepräsentantInnen die KlientIn neue Informationen erhält, so sind diese Informationen für sie grundsätzlich auch ohne fremde Personen verfügbar, was im Einzelsetting sichtbar wird. Hier geht die KlientIn selber an die unterschiedlichen Positionen und gewinnt über die repräsentierende Wahrnehmung vollständigere Informationen. Das Wissen des Körpers wird wieder zugänglich. Wir können dies auch als ein Wiedererinnern auffassen.

4.4.6 Ausblicke

Das Prinzip der Lösungsfokussierung lässt sich aus der verbalen Sprache in die transverbale Sprache der SySt übertragen. Systemische Strukturaufstellungen ergänzen die SFT durch folgende Aspekte:

1. Fehlende, nicht anwesende Personen(gruppen) aus dem zu verändernden System, z. B. Konfliktparteien, können (z. B. während des Lösungsgeometrischen Interviews) durch RepräsentantInnen ersetzt werden.
2. Vergessene Systemelemente und Kontextfaktoren lassen sich mithilfe der transverbalen Sprache entdecken.
3. Wir können die Perspektiven der unterschiedlichen Parteien mittels der SySt darstellen und nacherleben. Dies ermöglicht Wertschätzung und neue Wahrnehmung von Personen und von bisher unverständlichen Perspektiven.
4. Dialoge können in lebendiger Form mit Perspektivenwechsel als Probehandeln durchgeführt werden.
5. Die beiden Formen der Wunderfrage im Lösungsgeometrischen Interview und im lösungsfokussierten Gespräch können sich ergänzen. Sie säen auf unterschiedliche Weise Ideen für nächste Schritte.
6. Das Lösungsgeometrische Interview stellt eine höhere Wahrnehmungsbezogenheit, eine „Verkörperlichung" der Abläufe des lösungsfokussierten Interviews dar. Natürlich wird das lösungsfokussierte Interview in vielen Fällen ausreichen, doch wird seine Reichweite durch das Lösungsgeometrische Interview noch einmal deutlich erhöht.

Die Verbindung der transverbalen Sprache mit der Lösungsfokussierung hilft:

1. präziser zu arbeiten
2. im Vorgespräch Kontext und gewünschte Richtung zu klären
3. im Nachgespräch den Transfer in den Alltag zu erleichtern
4. Ideen für Handlungen zu generieren
5. mittels der Skalenarbeit Fortschritte sichtbar zu machen und
6. nächste Schritte zu erarbeiten
7. die gewonnene Komplexität durch die SySt zielorientiert auszurichten
8. und durch Unterschiedsbasierung Interpretationen der LeiterIn, wir nennen sie oft GastgeberIn, zu umgehen.

Die Lösungsfokussierung ist ein allgemeines Prinzip. Sie ist gekennzeichnet durch Ressourcenorientierung, verbunden mit einer Ausrichtung, die sich in den Antworten auf die Wunderfrage zeigt. In die Ausrichtung fließt ein, was die jeweilige Person *wirklich* will, mit allen Konsequenzen, und zwar in einer mit den Wundern der anderen verträglichen Form, so dass *alle* Parteien berücksichtigt werden. Die Ausrichtung verleiht dem Leben einen Sinn und gibt der Person „einen roten Faden", an dem sie sich orientieren kann. Sie stellt den Kontext dar, in dem das Gegebene utilisiert wird.

Die Lösungsfokussierung zeigt sich:

- in der Wahrnehmung
- im Denken
- im Erleben
- und im Handeln.

Die lösungsfokussierte Wahrnehmung folgt den Prinzipien des lösungsfokussierten Zuhörens und prägt das Denken und Erleben, das in die verbale und transverbale Sprache fließt. Die lösungsfokussierte Wahrnehmung lässt uns die *Möglichkeiten* des Wahrgenommenen erkennen. Das lösungsfokussierte Handeln folgt den Prinzipien der lösungsfokussierten Gesprächsführung, der Aufgabenverschreibung und der lösungsfokussierten Interventionen.

Eine Haltung der Allparteilichkeit, der Wertschätzung und der Nichtanhaftung unterstützen lösungsfokussiertes Wahrnehmen und Handeln und entwickeln sich andererseits auch ebendadurch. Der Zugang zur Lösungsfokussierung ist das „So tun, als ob". Durch dieses wird eine Tür in die Welt der Lösung geöffnet. Das Handeln erneuert sich, ohne sich *gegen* etwas zu richten.[44] Statt gegen etwas zu handeln, wird das Richtige getan und der Richtung der Sehnsucht gefolgt. Es geschieht ein plötzlicher Wandel, eine Umkehr durch *einen* großen Schritt.

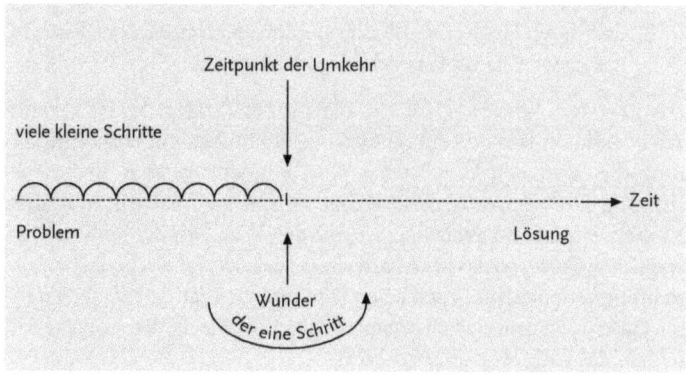

Abb. 19

Durch viele Transformationsschritte wird die Welt allmählich eine andere. Durch *eine* vollständige Umkehr ändert sie sich von Grund auf. Dieser *eine* Schritt ist das Tor zur Lösungsfokussierung.

44 Während John Weakland betonte, dass bisherige Muster durch „Etwas anderes tun" unterbrochen werden sollten und sich damit gegen das problematische Muster wenden, setzte Steve de Shazer eher auf „Tu mehr von dem, was schon läuft". Damit ging er vermehrt in die Richtung einer Lösung, ohne sich gegen etwas, z. B. das Problem, zu wenden.

„Die Lösung des Problems, das du im Leben siehst, ist eine Art zu leben, die das Problemhafte zum Verschwinden bringt.

Dass das Leben problematisch ist, heißt, dass dein Leben nicht in die Form des Lebens passt. Du musst dann dein Leben verändern, und passt es in die Form, dann verschwindet das Problematische" (Wittgenstein 1984, S. 487).

Literatur

Bateson, G. (1983): Ökologie des Geistes. Frankfurt a. M. (Suhrkamp).

Berg, I. K. (1992): Familien-Zusammenhalt(en). Dortmund (modernes lernen).

Berg, I. K. (2001): Kinderschutz und Lösungsorientierung. Dortmund (modernes lernen).

Berg, I. K. a. Y. Dolan (2001): Tales of solutions. New York/London (W. W. Norton).

Berg, I. K. u. T. Steiner (2005): Handbuch lösungsorientiertes Arbeiten mit Kindern. Heidelberg (Carl-Auer), 2. Aufl. 2006.

Boscolo, L., G. Cecchin, L. Hoffmann u. P. Penn (1990): Familientherapie – Systemtherapie. Das Mailänder Modell. Dortmund (modernes lernen).

Boszormenyi-Nagy, I. u. G. Spark (1973): Unsichtbare Bindungen. Stuttgart (Klett-Cotta).

Daimler, R., I. Sparrer u. M. Varga von Kibéd (2003): Das unsichtbare Netz. Erfolg im Beruf durch systemisches Wissen. München (Kösel).

De Jong, P. u. I. K. Berg, (1998): Lösungen (er)finden. Dortmund (modernes lernen).

de Shazer, S. (1992): Das Spiel mit Unterschieden. Heidelberg (Carl-Auer), 5. Aufl. 2006.

de Shazer, S. (1995a): Der Dreh. Heidelberg (Carl-Auer), 9. Aufl. 2006.

de Shazer, S. (1995b): Wege der erfolgreichen Kurztherapie. Stuttgart (Klett-Cotta).

de Shazer, S. (1997): Muster familientherapeutischer Kurzzeit-Therapie. Paderborn (Junfermann).

de Shazer, S. (2002): Und Worte waren ursprünglich Zauber. Dortmund (modernes lernen).

Erickson, M. H. u. E. L. Rossi (1981): Hypnotherapie. München (Pfeiffer).

Gilligan, S. G. (2004): Liebe dich selbst wie deinen Nächsten. Die Psychotherapie der Selbstbeziehungen. Heidelberg (Carl-Auer), 2. Aufl. 2004.

Grayling, A. C. (1999): Wittgenstein. Freiburg im Br. (Herder).

Hellinger, B. u. G. Ten Hövel (2005): Ein langer Weg. Gespräche über Schicksal, Versöhnung und Glück. München (Kösel),

Höppner, G. (2001): Heilt Demut – wo Schicksal wirkt? Eine Studie zu Effekten des Familien-Stellens. München (Profil).

Isebaert, L. (2005): Kurzzeittherpie – Ein praktisches Handbuch. Stuttgart (Thieme).

Jackson, P. Z. a. M. McKergow (2002): The solution focus. London (Nicholas Brealey).

James, T. u. W. Woodsmall (1992): Time line. Paderborn (Junfermann).

Miller, G. (1997): Becoming miracle workers. New York (Aldine de Gruyter).

Miller, G. u. S. de Shazer (1999): Lösungsorientierte Therapie als Gerücht. *Familiendynamik* 24 (1): 4–28.

Moreno, J. L. (1991): Die Grundlagen der Soziometrie. Opladen (Westdeutscher Verlag).

Peirce, C. S. (1983): Phänomen und Logik der Zeichen. Frankfurt a. M. (Suhrkamp).

Satir, V., J. Barmer u. J. Gerber (Hrsg.): Das Satir-Modell. Familientherapie und ihre Weiterentwicklung. Paderborn (Junfermann).

Schlötter, P. (2005): Vertraute Sprache und ihre Entdeckung. Systemaufstellungen sind kein Zufallsprodukt – Der empirische Nachweis. Heidelberg (Carl-Auer), 2. Aufl. 2005.

Schulte, J. (1989): Wittgenstein. Eine Einführung. Stuttgart (Reclam).

Sparrer, I. (1997): Modifikationen der Grundprinzipien der Systemischen Familienaufstellungen beim Übergang zu Systemischen Strukturaufstellungen. *Hypnose und Kognition* 4 (1/2): 121–137.

Sparrer, I. (1988): Aspekte des Systemischen – Wie systemisch ist die Aufstellungsarbeit? *Praxis der Systemaufstellung* 2: 19–24.

Sparrer, I. (1998): Lösungsorientierte Kurztherapie und Strukturaufstellungsarbeit als zwei Formen der systemischen Therapie. In: J. Bley u. L. Lewitan (Hrsg): Leitfaden Psychotherapie in München. München (Goldschmidt).

Sparrer, I. (1999a): Heilsame Rituale und systemische Resonanz. In: Vorn. Scheiblich (Hrsg.): Bilder, Symbole, Rituale. Freiburg im Br. (Lambertus).

Sparrer, I. (1999b): Systemische Strukuraufstellungen zu psychosomatischen Erkrankungen. *Praxis der Systemaufstellung* 2: 30–37.

Sparrer, I. (2000): Die Organisationsstrukturaufstellung und andere Systemische Strukturaufstellungen für Fragestellungen im Organisationsbereich. *Praxis der Systemaufstellung* 1: 33–34

Sparrer, I. (2001): Lösungsfokussierte Systemische Strukturaufstellungen – Aufstellung als Gespräch und Gespräch als Aufstellung. *Praxis der Systemaufstellung* 2: 29–34.

Sparrer, I. (2002): Körperteile im systemischen Dialog. Lösungsgeometrisches Interview mit Körperteilen. In: G. L. Baxa, C. Essen u. A. H.

Kreszmeier (Hrsg.): Verkörperungen. Heidelberg (Carl-Auer), 2., erw. Aufl. 2004, S. 170–186.

Sparrer, I. (2003): Lösungsfokussierte Systemische Strukturaufstellungen (LfSySt) als Versöhnungsarbeit in Konfliktsituationen im interkulturellen Bereich. In: A. Mahr (Hrsg.): Konfliktfelder – Wissende Felder. Heidelberg (Carl-Auer), 2003, S. 34–53.

Sparrer, I. (2004): Familienstrukturaufstellungen (FSA). In: H. Döring-Meijer (Hrsg.): Systemaufstellungen. Paderborn (Junfermann), S. 79–88.

Sparrer, I. (2006a): Systemische Strukturaufstellungen. Theorie und Praxis. Heidelberg (Carl-Auer), 2006.

Sparrer I. (2006b): Wunder, Lösung und System. Lösungsfokussierte Systemische Strukturaufstellungen für Therapie und Organisationsberatung. Heidelberg (Carl-Auer), 4. Aufl. 2006.

Sparrer, I. u. M. Varga von Kibéd (1998): Wie Systeme Systeme wahrnehmen. In: H. Milz u. M. Varga von Kibéd (Hrsg.): Körpererfahrungen. Zürich/Düsseldorf (Walter), S. 114–141.

Sparrer, I. u. M. Varga von Kibéd (2000a): Aufstellungen lesen lernen. [8 Videobänder.] Dortmund (Video-Cooperative-Ruhr).

Sparrer, I. u. M. Varga von Kibéd (2000b): Tetralemmaarbeit als eine Form Systemischer Strukturaufstellungen. In: H. Döring-Meijer (Hrsg.): Die entdeckte Wirklichkeit. Paderborn (Junfermann), S. 49–76.

Sparrer, I. u. M. Varga von Kibéd (2002): Aufstellungsarbeit als Hebel zur Veränderung von Systemen. [13 Videobänder.] Dortmund (Video-Cooperative-Ruhr).

Sparrer, I. u. M. Varga von Kibéd (2005): Ganz im Gegenteil. Tetralemmaarbeit und andere Grundformen Systemischer Strukturaufstellungen für Querdenker – und solche, die es werden wollen. Heidelberg (Carl-Auer), 5., überarb. Aufl.

Sparrer, I. u. M. Varga von Kibéd (2006): Der radikale Wandel und die Veränderungsdynamik von Systemen. [25 DVDs.] Dortmund (Video-Cooperative-Ruhr).

Spencer-Brown, G. (1994): Laws of form. Portland, OR (Cognizer).

Varga von Kibéd, M. (1989): Aspekte der Negation in der buddhistischen und formalen Logik. *Synthesis Philosophica* 10: 581–593.

Varga von Kibéd, M. (2004): Zwischen den Menschen – zwischen den Kulturen. Über die Anwendungen Systemischer Strukturaufstellungen auf historische und politische Zusammenhänge. In: A. Mahr (Hrsg.): Konfliktfelder – Wissende Felder. Heidelberg (Carl-Auer), 2003, S. 54–64.

Watzlawick, P., J. H. Beavin u. D. D. Jackson (1996). Menschliche Kommunikation. Göttingen (Huber).

Weber, G. (Hrsg.) (1997): Zweierlei Glück. Die systemische Psychotherapie Bert Hellingers. Heidelberg (Carl-Auer), 10. Aufl.

Weber, G. (Hrsg.) (1998): Praxis des Familien-Stellens. Heidelberg (Carl-
Auer), 3., überarb. Aufl. 2000.

Weber, G. (Hrsg.) (2000): Praxis der Organisationsaufstellungen. Heidelberg (Carl-Auer), 2., korr. Aufl. 2002.

Weber, G. (Hrsg.) (2001): Der Wind lässt viele Drachen steigen. Heidelberg
(Carl-Auer), 2001.

Weber, G., G. Schmidt u. F. B. Simon (2005): Aufstellungsarbeit revisi-
ted ... nach Hellinger? (Mit einem Metakommentar von Matthias
Varga von Kibéd.) Heidelberg (Carl-Auer), 2005.

Wittgenstein, L. (1984): Vermischte Bemerkungen. (Werkausgabe, Bd. 8.)
Frankfurt a. M. (Suhrkamp).

Wittgenstein, L. (2003a): Philosophische Untersuchungen. Frankfurt
a. M. (Suhrkamp).

Wittgenstein, L. (2003b): Tractatus logico-philosophicus. Logisch-philo-
sophische Abhandlung. Frankfurt a. M. (Suhrkamp).

Über die Autorin

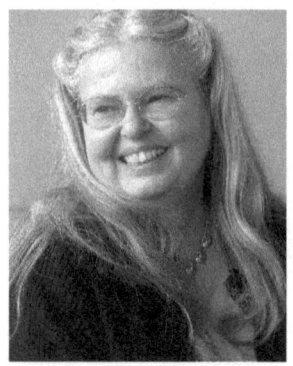

Insa Sparrer, Dipl.-Psych., ist approbierte Psychologische Psychotherapeutin und seit 1989 in freier Praxis in München tätig. Aus- und Fortbildungen in Gesprächs-, Verhaltens-, Hypno-, Familien- und systemischer Therapie sowie lösungsfokussierter Kurztherapie. 1996 gründete sie zusammen mit Matthias Varga von Kibéd das SySt-Institut München, wo sie die von ihnen gemeinsam entwickelten Systemischen Strukturaufstellungen lehren. Sie gibt Aus- und Fortbildungsseminare an Therapieausbildungs- und Beratungsinstituten sowie in Lehrgängen an Universitäten und ist tätig in Deutschland, Österreich, Schweiz, Slowenien, Italien, Holland, England, Ungarn und Griechenland. Buchpublikationen u. a.: *Ganz im Gegenteil* (zus. m. M. Varga von Kibéd, 11. Aufl. 2020), *Wunder, Lösung und System* (7., überarb. Aufl. 2021) und *Systemische Strukturaufstellungen* (3. Aufl. 2016).

Informationen über Aus- und Fortbildungsseminare zu systemischer Therapie und Beratung mit Schwerpunkt Systemische Strukturaufstellungen können Sie anfordern bei:

SySt-Institut München
Leopoldstr. 118
80802 München
Tel: 0049-(0)89-363661
info@syst.info
www.syst.info